HABLANDO CON EL PSIQUIATRA

ESQUIZOFRENIA

Edición y corrección: Randy Saborit Mora
Diseño interior, de cubierta y maquetación: Otane González Martínez

La Fe Medical Clinic, servicios médicos y publicación de libros educativos y de autoayuda en temas de salud mental y medicina general, con un enfoque humano y accesible. Para más información sobre cómo obtener ejemplares o acceder a otros recursos sobre salud emocional o servicios médicos, visite nuestras páginas web:

La Fe Medical Clinic
3030 East 4th Street
Los Ángeles, CA 90063
www.lafeclinic.com
www.telegalenos.com
www.miamigodoctor.com

El libro *Hablando con el psiquiatra: Esquizofrenia* forma parte de la colección *Telegalenos a gabacha quitá*, la cual ha sido diseñada para brindar orientación comprensible, cercana y científica a quienes atraviesan desafíos en su salud mental o emocional. En un lenguaje cálido, claro y respetuoso, el Dr. Alexis Gómez González, psiquiatra clínico, acompaña al lector desde la empatía, la experiencia y el conocimiento.

Hablando con el psiquiatra: Esquizofrenia
Escrito por el Dr. Alexis Gómez González
ISBN: 978-1-968561-13-0

HABLANDO CON EL PSIQUIATRA

ESQUIZOFRENIA

ALEXIS GÓMEZ GONZÁLEZ

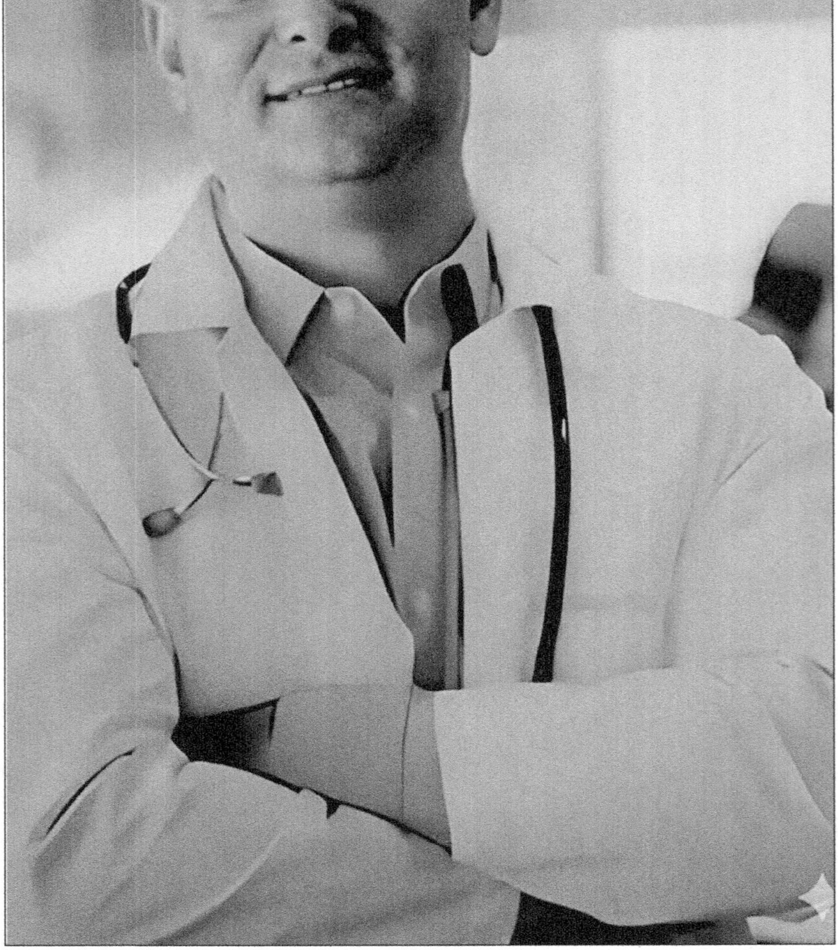

Presentación del autor

Mi nombre es Alexis Gómez González. Soy un médico graduado de la Escuela de Ciencias Médicas de La Habana y de la Universidad de Long Beach, California, con especialidad y maestría en medicina familiar y psiquiatría. En mis más de 26 años de experiencia clínica, comunitaria y docente en Cuba, México y Estados Unidos he trabajado en áreas de la medicina familiar y la psiquiatría. He dedicado mi carrera a humanizar la medicina y acercarla a quienes más lo necesitan.

Asimismo, he centrado mi trabajo en la atención integral de los trastornos mentales, con especial énfasis en ansiedad, depresión, insomnio, adicciones y trastornos del neurodesarrollo. Formado en medicina y psiquiatría, he combinado el conocimiento clínico con la pasión por la docencia y la divulgación accesible. He creado materiales gráficos innovadores, con los cuales he ayudado a pacientes, familias y profesionales de la salud a comprender de manera clara y empática la complejidad de la mente humana. También he trabajado en la creación de un enfoque que integra la ciencia, la compasión y el lenguaje visual como herramientas terapéuticas y educativas.

Actualmente dirijo una clínica en Los Ángeles y otra en la Ciudad de México, enfocadas en el tratamiento humanista y efectivo de problemas psiquiátricos, especialmente en poblaciones vulnerables. He participado en proyectos de formación médica, creación de libros ilustrados y atención comunitaria.

Agradecimientos

Este libro no habría sido posible sin el apoyo y la contribución de muchas personas. Agradecemos profundamente a los profesionales de la salud mental, investigadores y expertos que han compartido sus conocimientos y experiencias para enriquecer el contenido de este texto.

Un agradecimiento especial a los pacientes y sus familiares, quienes han permitido que sus historias sean parte de este trabajo, lo que ha posibilitado brindar una perspectiva invaluable sobre la experiencia de la esquizofrenia.

A nuestros editores y colaboradores, cuyo esfuerzo y dedicación han hecho posible la publicación de este libro. Su apoyo ha sido fundamental en cada etapa del proceso.

Finalmente, agradecemos a todos los lectores que buscan comprender y superar la esquizofrenia. Su compromiso con el aprendizaje y el crecimiento es inspirador y esencial para avanzar en la gestión de la salud mental.

Índice

Capítulo 4. Epidemiología global y carga social de la esquizofrenia

Capítulo 5. Neurobiología avanzada: 12 neurotransmisores y neurocircuitos implicados

Capítulo 6. Genética, epigenética y factores de riesgo

PARTE II. MANIFESTACIONES CLÍNICAS

Capítulo 7. Síntomas positivos: delirios, alucinaciones y desorganización

Capítulo 8. Síntomas negativos: abulia, alogia, anhedonia y retraimiento social

Capítulo 9. Alteraciones cognitivas y deterioro funcional

Capítulo 10. Síntomas afectivos y comorbilidades psiquiátricas

Prólogo

Entre el eco de las voces y el silencio de la incomprensión resulta imprerscindible comprender la esquizofrenia con ciencia, compasión y humanidad. La esquizofrenia no es simplemente "perder la razón". Es una condición médica profunda que altera los ritmos del pensamiento, la percepción, la emoción y la memoria, lo cual impacta en la manera en que una persona vive, ama, trabaja y se relaciona con el mundo.

Puede transformar la realidad en un mosaico de fragmentos y, sin tratamiento, aislar al individuo en un laberinto interno. Pero también, cuando se comprende y maneja con sensibilidad, puede abrir caminos de autoconocimiento, resiliencia y creatividad inesperada.

Este libro nace del encuentro clínico entre el psiquiatra y el paciente, en ese espacio donde el lenguaje tropieza, donde la familia sufre y donde la sociedad suele estigmatizar. Es parte de una colección de libros que ya ha abordado temas como la depresión, la ansiedad, la bipolaridad y la demencia, siempre desde un enfoque integrador: científico pero humano, clínico pero simbólico, riguroso pero compasivo.

Aquí no solamente hablamos de diagnósticos y medicamentos. Hablamos de neurotransmisores, sí, pero también de historia, de arte, de cultura, de espiritualidad; de vínculos que se pierden y se reconstruyen. Nos detenemos en figuras históricas y artísticas como John Nash o Louis Wain, no por sensacionalismo, sino para entender cómo la esquizofrenia ha marcado —y a veces ha inspirado— la historia de la humanidad.

En estas páginas encontrarás explicaciones claras sobre los síntomas, las causas, la neuroquímica de la psicosis, los tratamientos disponibles (farmacológicos y no farmacológicos), y estrategias aplicables tanto en consulta como en la vida cotidiana. También se ofrecen herramientas para familiares, cuidadores y profesionales de la salud.

Abordamos la dimensión social y cultural del diagnóstico: el estigma, la medicalización, la marginalización, pero también la posibilidad de integración, inclusión y vida con sentido.

Porque vivir con esquizofrenia no significa perder la capacidad de ser, sino aprender a habitar realidades complejas con apoyo, tratamiento y acompañamiento. Este libro es una conversación abierta, informada y respetuosa. No pretende dar respuestas únicas, sino ofrecer un mapa: un mapa clínico, terapéutico y simbólico que permita orientar la recuperación.

Si alguna vez has sentido que tu mente es un laberinto, si acompañas a alguien que lucha contra voces internas y realidades fragmentadas o si eres profesional de la salud mental en busca de mayor profundidad, este libro es para ti.

Bienvenido a este viaje entre la percepción y la razón. Entre la neurociencia y la poesía. Entre el caos y la posibilidad de reintegrarse.

Introducción

Este tratado está dirigido a psiquiatras, médicos, psicólogos, enfermeros, pacientes con esquizofrenia y sus familias. Pretende ser uno de los compendios más completos escritos sobre el tema, con una perspectiva clínica, humana, cultural y espiritual.

Contiene explicaciones detalladas sobre la dinámica de los neurotransmisores en la psicosis, la historia de la esquizofrenia a lo largo de los siglos, el diagnóstico diferencial con otras condiciones psiquiátricas, los tratamientos farmacológicos y no farmacológicos, las psicoterapias, los programas de rehabilitación psicosocial, la prevención de recaídas y las estrategias de recuperación a largo plazo.

A lo largo del texto, también ofrece una hoja de ruta para comprender la esquizofrenia no solo como un trastorno, sino como un reto vital profundo que implica sufrimiento, pero también posibilidades de integración, resiliencia y crecimiento personal.

Contenido central del libro:

1- Definiciones médicas, simbólicas y culturales de la esquizofrenia.

2- Historia de la esquizofrenia en la psiquiatría: de la "locura" a la rehabilitación comunitaria.

3- Clasificación clínica: subtipos clásicos y criterios actuales.

4- Bases neurobiológicas: dopamina, glutamato, serotonina y circuitos cerebrales.

5- Factores genéticos, psicológicos y ambientales.

6- Síntomas positivos: delirios, alucinaciones, desorganización del pensamiento.

7- Síntomas negativos: abulia, anhedonia, aislamiento y pobreza afectiva.

8- Déficits cognitivos: memoria, atención y funciones ejecutivas.

9- Diagnóstico integral y errores clínicos frecuentes.

10- Tratamiento farmacológico: antipsicóticos típicos, atípicos y terapias emergentes.

11- Intervenciones no farmacológicas: psicoterapia, rehabilitación cognitiva y psicoeducación.

12- Aikido médico aplicado a la esquizofrenia.

13- Manejo de crisis psicóticas y prevención de recaídas.

14- Apoyo familiar, comunitario y espiritualidad.

15- La esquizofrenia en el arte, la literatura y la historia cultural.

16- Recursos internacionales: México, España y Estados Unidos.

17- Manifiesto final por una psiquiatría con alma.

¿Por qué importa comprender la esquizofrenia?

La esquizofrenia no es simplemente "ver cosas" o "escuchar voces". Es una condición compleja, recurrente y potencialmente discapacitante que puede traer tanto aislamiento y sufrimiento como sensibilidad artística y creatividad profunda. No es solamente perder el contacto con la realidad; es una alteración global del pensamiento, la percepción, la emoción y la memoria que requiere atención médica, psicológica y social.

Comprender la esquizofrenia desde una perspectiva científica y compasiva es el primer paso para construir vidas estables, autónomas y significativas en quienes la padecen.

Este libro es una invitación a sustituir el prejuicio por el conocimiento, a ver más allá del estigma, a acompañar sin juicio y a entender que la recuperación es posible con el tratamiento, el apoyo y la autoconciencia adecuados.

He visto personas salir de episodios psicóticos y reconstruir sus proyectos vitales. He acompañado a familias que pasaron del desconcierto al entendimiento y la colaboración. He sido testigo de pacientes que, con tratamiento, pudieron estudiar, trabajar, crear arte y amar.

Este no es un libro de curas mágicas: es una guía práctica y humana. No es un sermón: es una conversación necesaria. Porque no todo el sufrimiento se ve desde fuera. Y no toda la recuperación se mide solo en medicación. Está escrito con ciencia, pero también con empatía. Con protocolos, pero también con historias. Con datos, pero también con el lenguaje de la experiencia humana.

Si lees estas páginas sintiendo que tu mente es un laberinto, recuerda: los laberintos tienen salidas. Y aún en las realidades más fragmentadas... siempre hay caminos de regreso.

Tratado integral sobre la esquizofrenia

La esquizofrenia representa uno de los retos más complejos y fascinantes de la psiquiatría moderna. Se estima que afecta aproximadamente al **1 % de la población mundial**, una prevalencia relativamente estable en distintos contextos culturales y geográficos, lo que sugiere la presencia de **mecanismos biológicos universales**, modulados a la vez por **factores ambientales, sociales y culturales**.

Definir la esquizofrenia ha sido, desde sus primeras descripciones, un ejercicio de tensión entre la ciencia y la cultura. Emil Kraepelin, a finales del siglo XIX, la conceptualizó como "demencia precoz", destacando su carácter progresivo y deteriorante. Eugen Bleuler, en 1911, acuñó el término "esquizofrenia" para describir la "escisión" entre pensamiento, emoción y conducta. Desde entonces, la nosología psiquiátrica ha evolucionado, pasando de clasificaciones rígidas a sistemas más dimensionales que reconocen la **heterogeneidad clínica** del trastorno.

La historia de la esquizofrenia es también la historia de sus tratamientos. Desde los rituales chamánicos y exorcismos medievales, pasando por los **asilos y manicomios** del siglo XVIII y XIX, hasta la **revolución psicofarmacológica** del siglo XX con el descubrimiento de la clorpromazina en 1952. Las décadas siguientes estuvieron marcadas por avances y excesos: insulinoterapia, electrochoques no regulados, lobotomías, y posteriormente el surgimiento de los **antipsicóticos típicos y atípicos**, cada uno con sus promesas y limitaciones. En la actualidad, el horizonte terapéutico se enriquece con **farmacogenómica, neuroimagen funcional, inteligencia artificial** y **terapias innovadoras** como la neuromodulación.

En el ámbito neurobiológico, la esquizofrenia no puede reducirse al ya clásico "modelo dopaminérgico". Hoy sabemos que involucra al menos **12 neurotransmisores y neuromoduladores clave**: dopamina, serotonina, glutamato, GABA, norepinefrina, acetilcolina, histamina, oxitocina, vasopresina, endorfinas, anandamida y adenosina. Estos sistemas interactúan en **redes neurocircuitales** que afectan procesos esenciales como la percepción de la realidad, la regulación afectiva, la cognición ejecutiva y la integración social. La enfermedad se entiende así como un **trastorno de conectividad cerebral** más que una alteración aislada de un solo sistema químico.

Sin embargo, la esquizofrenia no puede ser comprendida únicamente desde la biología. Es también un fenómeno cultural y simbólico. A lo largo de la historia, los pacientes con psicosis han sido vistos como profetas, visionarios, locos peligrosos o marginados. La literatura universal —de Dostoievski a Cervantes—, la pintura —de Van Gogh a Dalí—, el cine —de *A Beautiful Mind* a *Shutter Island*— y la música han dado voz y forma a la experiencia esquizofrénica. Estos relatos reflejan la ambivalencia social: admiración por la genialidad creativa, pero también temor ante la alteridad radical que la psicosis encarna.

Este tratado se construye en once secciones que integran de manera holística la **dimensión clínica, biológica, terapéutica, cultural y humana de la esquizofrenia**. Incluye:

- Una revisión de su **historia clínica y terapéutica**, desde la antigüedad hasta la psiquiatría contemporánea.

- Una descripción rigurosa de sus **manifestaciones clínicas**: síntomas positivos, negativos, cognitivos y afectivos.

- Un análisis detallado de las **herramientas diagnósticas**, incluyendo escalas internacionales y la innovación del **E-DNP21 para esquizofrenia**, diseñado para evaluar perfiles neuroquímicos dominantes.

- Una discusión crítica de los **tratamientos farmacológicos**, con especial énfasis en los desafíos de poblaciones vulnerables (niños, embarazadas, pacientes con comorbilidades renales, hepáticas y cardiovasculares).

- La integración de **tratamientos no farmacológicos**, como psicoterapia, rehabilitación cognitiva, intervenciones comunitarias y terapias expresivas.

- La proyección hacia la **psiquiatría de precisión**, donde la farmacogenética, la inteligencia artificial y la conectómica prometen cambiar el paradigma terapéutico.

- Una exploración cultural de la esquizofrenia en el **arte, la literatura, el cine y la historia**, incluyendo personajes célebres cuya biografía estuvo marcada por esta condición.

- Una sección inédita dedicada al **Aikido Médico aplicado a la esquizofrenia**, que propone un marco terapéutico inspirado en el arte marcial japonés, para transformar el miedo, la desorganización y la agresividad en calma, integración y resiliencia.

El propósito de este libro es triple:

1- Académico, al ofrecer un compendio actualizado y riguroso para médicos, psiquiatras y profesionales de la salud.

2- Clínico, al proporcionar herramientas prácticas —escalas, algoritmos, tablas comparativas— para la toma de decisiones.

3- Humanista, al devolver a la esquizofrenia su dimensión cultural y existencial, recordando que cada paciente es, ante todo, un ser humano que busca sentido, comprensión y dignidad.

En última instancia, este tratado aspira a ser un **puente entre ciencia y compasión**. Porque comprender la esquizofrenia no es solo un desafío médico, sino un imperativo ético y cultural: aprender a escuchar, acompañar y redirigir la energía de quienes viven en el umbral de lo real y lo imaginado.

PARTE I
Fundamentos y orígenes

CAPÍTULO 1
Definición clínica y cultural de la esquizofrenia

1.1 La dificultad de definir la esquizofrenia

Definir la esquizofrenia ha sido, desde su aparición como categoría médica, un ejercicio de tensión entre la **precisión científica** y la **amplitud cultural**. A diferencia de enfermedades con biomarcadores claros, la esquizofrenia se caracteriza por una constelación de síntomas que afectan la **percepción de la realidad, el pensamiento, la emoción y la conducta**, configurando un trastorno multidimensional.

En términos clínicos, las principales clasificaciones psiquiátricas —el **DSM-5** (American Psychiatric Association, 2013) y la **CIE-11** (OMS, 2019)— coinciden en que la esquizofrenia se define por:

- Presencia de **síntomas psicóticos** (delirios, alucinaciones, discurso desorganizado).
- **Alteraciones negativas** (reducción de la motivación, pobreza afectiva, retraimiento social).
- Deterioro significativo en el **funcionamiento cognitivo, social y ocupacional**.
- Curso crónico o recurrente, con fases de agudización y remisión.

Es decir, la esquizofrenia no es una entidad única y cerrada, sino un **síndrome clínico** que refleja la disfunción de múltiples sistemas neurobiológicos y psicosociales.

1.2 Dimensión neurobiológica

Desde la perspectiva biomédica, la esquizofrenia es considerada un **trastorno del neurodesarrollo y de la conectividad ce-**

rebral, en el que influyen tanto la genética (con más de 100 loci identificados en estudios GWAS) como los factores epigenéticos y ambientales.

Los modelos actuales superan la antigua hipótesis dopaminérgica reduccionista. Hoy se reconocen al menos **12 sistemas neuroquímicos** implicados: dopamina, serotonina, glutamato, GABA, norepinefrina, acetilcolina, histamina, oxitocina, vasopresina, endorfinas, anandamida y adenosina. La interacción entre ellos altera la **integración de redes fronto-temporo-límbicas**, lo que explica tanto los síntomas positivos (hiperactividad dopaminérgica mesolímbica) como los negativos y cognitivos (hipofunción glutamatérgica prefrontal).

Así, definir la esquizofrenia clínicamente exige reconocerla como un **síndrome de desconexión cerebral**, más que como una simple alteración química.

1.3 Dimensión cultural e histórica

Sin embargo, reducir la esquizofrenia a la biología sería empobrecerla. La enfermedad también posee un carácter **cultural y simbólico**, pues cada sociedad interpreta la psicosis a través de sus valores, creencias y narrativas.

En la Edad Media, quienes experimentaban alucinaciones auditivas podían ser vistos como **santos o brujos**. En el Renacimiento, algunos fueron considerados **poseídos por fuerzas demoníacas**. En el Romanticismo, la psicosis se asoció a la **genialidad y la inspiración artística**. Hoy, en cambio, predomina una lectura **médica y social**, donde el paciente es sujeto de tratamiento pero también víctima del estigma.

Autores como Michel Foucault han señalado que la definición de la locura —y, por extensión, de la esquizofrenia— es también una herramienta de control social. La cultura define qué voces son aceptadas como proféticas y cuáles son patologizadas.

1.4 Esquizofrenia: ¿enfermedad o condición existencial?

Más allá de lo clínico y lo cultural, algunos filósofos y psiquiatras —como R.D. Laing en los años 60— plantearon que la esquizofrenia podía entenderse como una **experiencia existencial límite**, donde el yo se fragmenta en su intento de adaptarse a un mundo caótico. Aunque estas posturas han sido criticadas por romantizar el sufrimiento, también han servido para recordar que **definir la esquizofrenia únicamente como enfermedad ignora su dimensión humana y subjetiva**.

1.5 Definición integradora propuesta

A la luz de la evidencia y de la tradición cultural, proponemos definir la esquizofrenia como:

Un trastorno neurobiológico y psicosocial, de curso crónico y heterogéneo, caracterizado por una alteración profunda en la percepción de la realidad, el pensamiento, la afectividad y la conducta, cuya expresión clínica está modulada por factores genéticos, neuroquímicos, culturales y existenciales.

Esta definición busca integrar lo **científico**, lo **cultural** y lo **humano**, reconociendo que la esquizofrenia no puede reducirse a un manual diagnóstico ni a una metáfora literaria, sino que exige un abordaje **multidimensional**.

1.6 Implicaciones

- En lo **clínico**, obliga a no simplificar el diagnóstico y a reconocer la heterogeneidad de los pacientes.
- En lo **investigativo**, invita a explorar la interacción entre neurobiología y cultura.
- En lo **ético y social**, demanda superar el estigma y abrir espacios de inclusión.
- En lo **terapéutico**, abre el camino a modelos integradores, como el aikido médico, que no solo buscan controlar síntomas,

sino también **reintegrar la experiencia humana fragmentada** (figura 1).

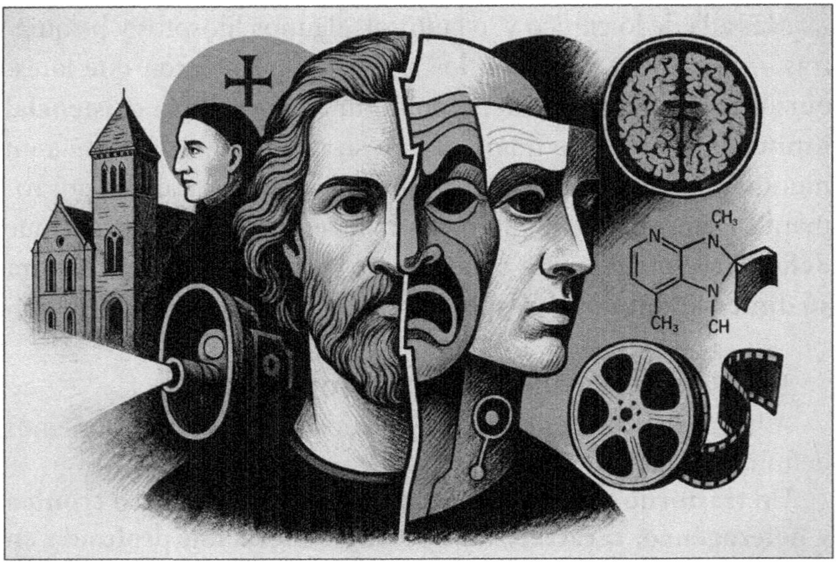

Figura 1. El rostro múltiple de la esquizofrenia: símbolo de la intersección entre neurobiología y cultura, entre la búsqueda científica de comprensión y la representación social del delirio y la creatividad. Un rostro fragmentado por la historia, entre lo sagrado, lo artístico y lo científico. Una condición que ha sido vista como profecía, locura, inspiración y enfermedad.

CAPÍTULO 2
Historia de la esquizofrenia: de lo místico a lo biomédico

2.1 La psicosis en las civilizaciones antiguas

La experiencia de voces, visiones y delirios ha acompañado a la humanidad desde sus orígenes. En el mundo mesopotámico, se atribuía a la posesión por espíritus o a la ira de los dioses. Los textos babilónicos describen a individuos "que hablan con fantasmas" o "ven lo invisible". En el Antiguo Egipto, los síntomas psicóticos eran entendidos como desequilibrios espirituales que requerían rituales de purificación.

En la tradición grecolatina, la locura adquirió un doble valor:

- **Divino y poético:** Platón en el *Fedro* hablaba de la "locura inspirada por los dioses" como fuente de creatividad.
- **Médico y naturalista:** Hipócrates, en cambio, atribuía la locura a desequilibrios en los humores, especialmente la bilis negra.

Este doble enfoque —místico y médico— acompañará a la esquizofrenia durante toda su historia.

2.2 Edad Media: entre la santidad y la brujería

Durante siglos la Europa medieval interpretó las alucinaciones y delirios como signos de posesión demoníaca o como manifestaciones de santidad. Figuras como Juana de Arco, que afirmó escuchar voces divinas, fueron consideradas tanto visionarias como herejes.

Los tratamientos predominantes eran exorcismos, penitencias, reclusiones en monasterios o, en los casos más extremos, hogueras. La enfermedad mental se convirtió en terreno de **poder religioso y social**, más que de intervención médica.

2.3 Renacimiento y Edad Moderna: de la locura a la marginalidad

Con el Renacimiento y la Ilustración, la psicosis pasó a ser vista como un estado limítrofe entre la genialidad y la patología. El loco podía ser a la vez objeto de fascinación artística y de exclusión social.

Michel Foucault, en *Historia de la locura en la época clásica*, describió cómo en los siglos XVI y XVII surgieron los "grandes encierros": manicomios donde se confinaba indiscriminadamente a pobres, criminales, prostitutas y enfermos mentales. La esquizofrenia —aunque aún no se le daba ese nombre— se vivía más como **estigma social** que como enfermedad médica.

2.4 Siglo XIX: nacimiento de la psiquiatría moderna

En el siglo XIX la medicina comenzó a sistematizar la observación de la psicosis:

- **Philippe Pinel** en Francia liberó a los enfermos de sus cadenas, defendiendo un trato más humano.
- **Emil Kraepelin** acuñó en 1896 el término *dementia praecox* para describir un cuadro progresivo y deteriorante.
- **Eugen Bleuler**, en 1911, introdujo el término *schizophrenia*, subrayando la fragmentación entre pensamiento, emoción y conducta.

De este modo, la enfermedad pasó de ser un misterio cultural a convertirse en una **categoría médica definida**.

2.5 Siglo XX: entre avances y excesos

El siglo XX marcó un antes y un después en el tratamiento de la esquizofrenia:

- **Terapias biológicas tempranas:** insulinoterapia, electrochoque, coma barbitúrico.
- **Intervenciones drásticas**: lobotomía prefrontal (Egas Moniz, Nobel 1949), que dejó miles de pacientes con secuelas devastadoras.

- **Revolución psicofarmacológica:** el descubrimiento accidental de la **clorpromazina (1952)** transformó el manejo, abriendo la era de los **antipsicóticos típicos**.

- Décadas después, los **antipsicóticos atípicos** (clozapina, risperidona, olanzapina) prometieron reducir efectos secundarios y mejorar síntomas negativos, aunque con nuevos dilemas metabólicos y de adherencia.

A la par, surgieron movimientos antipsiquiátricos (R.D. Laing, Thomas Szasz), que cuestionaron la definición de la esquizofrenia como enfermedad y la consideraron un producto del contexto social.

2.6 Siglo XXI: la era de la neurociencia y la psiquiatría de precisión

Hoy la esquizofrenia es entendida como un **trastorno neurobiológico complejo**, donde convergen:

- **Genética y epigenética:** más de 100 genes implicados en vulnerabilidad.

- **Neurotransmisores múltiples:** dopamina, glutamato, GABA, serotonina, acetilcolina, oxitocina.

- **Neurocircuitos de conectividad:** alteraciones en redes fronto-temporo-límbicas.

- **Factores sociales:** pobreza, trauma, migración, discriminación.

La investigación actual apunta a una **psiquiatría de precisión**, con farmacogenómica, neuroimagen funcional, inteligencia artificial y nuevos tratamientos (neuromodulación, psicodélicos en entornos controlados).

2.7 Balance cultural e histórico

La historia de la esquizofrenia revela un fenómeno que nunca fue puramente médico. Cada época la definió según sus categorías:

- **Religión medieval:** posesión o santidad.
- **Arte y Romanticismo:** genio o locura.
- **Psiquiatría clásica:** enfermedad crónica.
- **Neurociencia contemporánea:** trastorno de conectividad cerebral.

Así la esquizofrenia es tanto un **objeto científico** como un **reflejo cultural**. La manera en que la sociedad la interpreta influye directamente en cómo se trata a quienes la padecen (figura 2).

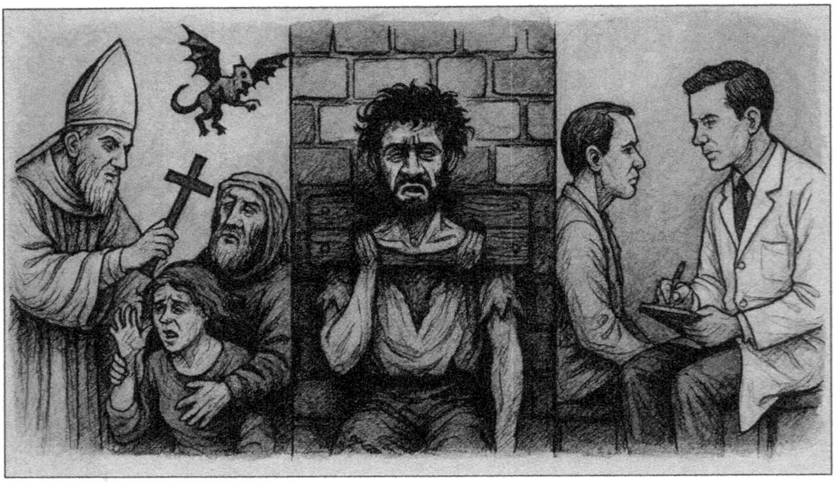

Figura 2. La historia de la esquizofrenia refleja la historia de la humanidad: del exorcismo al encierro, del estigma a la búsqueda científica de comprensión y tratamiento. De la cruz al manicomio, del silencio a la palabra médica: un recorrido visual por la transformación cultural y biomédica de la esquizofrenia a lo largo de los siglos.

CAPÍTULO 3
Historia de los tratamientos de la esquizofrenia: de la coerción a la psiquiatría de precisión

Un recorrido desde las etapas históricas del tratamiento de la esquizofrenia y su racionalidad científica (o la ausencia de ella) en cada período. Se analizan los mecanismos propuestos y los daños colaterales de las terapias somáticas (insulina, metrazol, ECT, lobotomía). El giro epistemológico que supuso la introducción de la clorpromazina y la farmacología dopaminérgica, seguido de la posterior expansión hacia modelos multimodales (glutamato, 5-HT, GABA). Lecciones éticas y metodológicas que deja la historia y que informan la práctica contemporánea (consentimiento, derechos, seguridad). Finalmente, la llegada de la psiquiatría de precisión (farmacogenómica, neuroimagen, antipsicóticos de acción prolongada, clozapina) dentro de una visión integradora y basada en la evidencia.

3.1 De la magia a la medicalización (Antigüedad – siglo XVIII)

- **Contexto**: La psicosis se interpretó como fenómeno religioso/moral; el "tratamiento" fue ritual, penitencial o coercitivo.
- **Prácticas:** exorcismos, sangrías, purgantes, encierro.
- **Racionalidad:** explicaciones **precientíficas** (demonología, humores).
- **Impacto:** control social > beneficio terapéutico; cronificación por maltrato y estigma.
- **Lección:** la interpretación cultural dirige la intervención; la ausencia de teoría biológica robusta favorece la **coerción**.

3.2 Pinel, Esquirol y la "cura moral" (siglo XVIII–XIX)

- **Giro humanista:** desatar cadenas, institucionalizar hospitales psiquiátricos.
- **Intervenciones:** orden, rutina, higiene, trabajo terapéutico, diálogo clínico.
- **Valor:** por primera vez se entiende la locura como **objeto médico**; nace la **observación sistemática**.
- **Limitaciones:** eficacia modesta; cuidados asilares masificados; iatrogenia institucional (aislamiento).

3.3 Las terapias de choque (1900–1950): ciencia de frontera, daño real

- **Insulinoterapia (Sakel, 1933)**
  - **Hipótesis:** el coma hipoglucémico "reinicia" el cerebro.
  - **Procedimiento:** inducción repetida de comas; alto riesgo de convulsiones, daño neurológico, mortalidad.
  - **Evidencia:** respuestas clínicas **inconsistentes**, sesgo de selección; abandono con la llegada de fármacos eficaces.
- **Convulsivantes (cardiazol/metrazol, meduna)**
  - **Hipótesis:** antagonismo "epilepsia-esquizofrenia"; inducir convulsiones sería terapéutico.
  - **Daños:** pánico, fracturas, trauma. **Sin superioridad** sobre placebo robusta; en desuso.
- **Electroconvulsoterapia – ECT (Cerletti y Bini, 1938)**
  - **Evolución:** de aplicaciones sin anestesia a protocolos modernos con **anestesia y relajante**; hoy se indica para **catatonia**, depresión psicótica y algunos casos refractarios.
  - **Seguridad actual:** control de estímulo, monitorización; efectos cognitivos **transitorios** en protocolos contemporáneos.
  - **Lección:** refinar técnica, **delimitación de indicaciones** y consentimiento informado.

3.4 Psicoscirugía (1935–1950): de la euforia al arrepentimiento

Lobotomía prefrontal (Moniz; Freeman en Estados Unidos).

Racionalidad: "desconectar" circuitos emocionales hiperactivos.

Resultado: apatía, abulia, déficit cognitivo y afectivo severos; **daño irreversible**.

Ética: exceso tecnocrático; hoy limitada a **DBS** (estimulación cerebral profunda) experimental y **lesiones** muy específicas en contextos extraordinarios con rigurosa evaluación ética.

3.5 1952: Clorpromazina y nacimiento de la psicofarmacología moderna

Hallazgo: antihistamínico con propiedades antipsicóticas → **bloqueo D2** como principio terapéutico.

Consecuencias:

- Traslado del paradigma: del **control institucional** al **manejo sintomático**.
- Reducción de agitación y delirios, **altas hospitalarias** antes impensables.
- Aparición de **efectos extrapiramidales (EPS)**, hiperprolactinemia, discinesia tardía → necesidad de balance riesgo/beneficio.

Generación de fármacos (típicos/FGAs): haloperidol, flufenazina, perfenazina, etc.

- **Mecanismo:** antagonismo D2 predominante.
- **Perfil:** potentes para síntomas positivos; limitados en negativos/cognitivos; EPS frecuentes.

3.6 Segunda ola: Atípicos (SGA), clozapina y LAIs (1970–actualidad)

- **Clozapina**
  - **Rol:** "oro terapéutico" en **esquizofrenia resistente** y reducción de riesgo suicida.
  - **Farmacodinamia:** baja afinidad D2, alta 5-HT2A/2C, D4, M1, H1.

- **Monitoreo: neutropenia/agranulocitosis** (hemograma periódico), síndrome metabólico, sialorrea, miocarditis (raro).
- **Mensaje:** máxima eficacia con exigencia de **vigilancia estricta.**

- **Otros SGA (risperidona, olanzapina, quetiapina, ziprasidona, aripiprazol, lurasidona, cariprazina, etc.)**
  - **Estrategia: antagonismo 5-HT2A + D2** (o modulación parcial D2 en aripiprazol); mejor tolerabilidad motora; metabólicos y cardíacos (QT) como nuevos focos de seguridad.
  - **Diferenciación clínica** (guía práctica):
    - **Risperidona/paliperidona:** eficaces; ↑ prolactina.
    - **Olanzapina:** muy eficaz; alto riesgo metabólico.
    - **Quetiapina:** sedación/ansiedad; baja EPS.
    - **Ziprasidona:** neutro en peso; atención a QT.
    - **Aripiprazol: agonista parcial D2**; menos prolactina/peso; activación en algunos casos.
    - **Lurasidona:** perfil metabólico favorable; útil en síntomas cognitivos/afectivos.
    - **Cariprazina:** afinidad D3; potencial beneficio en **negativos.**

- **Inyectables de acción prolongada (LAI)**
  - **Racionalidad: adherencia** y prevención de recaídas.
  - **Opciones:** haloperidol/decanoato, flufenazina/dec., risperidona, paliperidona, aripiprazol, olanzapina pamoato (con vigilancia posinyección).
  - **Evidencia clínica:** ↓ rehospitalizaciones y recaídas en pacientes con adherencia inconstante; ganancia funcional cuando se integran a **programas psicosociales.**

3.7 Terapias no farmacológicas: del margen al núcleo del tratamiento

- **Evolución histórica:** de acompañamiento moral a intervenciones con **ensayos controlados.**
- **Psicoeducación y terapia familiar:** ↓ recaídas al disminuir **expresión emocional alta** en el entorno.

- **Rehabilitación cognitiva:** mejora dominios ejecutivos/atención; **transferencia** a funcionamiento real cuando se combina con **empleo con apoyo.**

- **CBTp (terapia cognitivo-conductual para psicosis):** útil para manejo de **ideas delirantes** y **angustia alucinatoria.**

- **Intervenciones comunitarias:** ACT/FACT, vivienda con apoyo, **primer episodio** con abordaje temprano.

- **ECT moderna:** indicada en **catatonia**, depresión psicótica o refractariedad seleccionada; no es de primera línea para esquizofrenia crónica sin catatonia.

- **Neuromodulación: TMS** (dianas temporo-parietales para alucinaciones auditivas) con efectos modestos; **DBS** en estudio (experimental).

3.8 Psiquiatría de precisión (siglo XXI)

- **Farmacogenómica:** variantes en **CYP2D6/CYP3A4** (metabolismo) y **DRD2/HTR2A/COMT** (respuesta/tolerabilidad) informan **dosis y selección**; utilidad clínica **complementaria**, no determinista.

- **Biomarcadores e imagen:** conectómica y espectroscopia **orientan subtipos** y estrategias; aún sin biomarcador diagnóstico único.

- **Modelos multimodales:** integración de **datos clínicos + neurocognitivos + sociales** (IA) para predecir **recaídas** y personalizar intervenciones.

- **Nuevos blancos:** glutamatérgicos (mGluR/NMDA moduladores), colinérgicos nicotínicos, oxitocina (mixto), antiinflamatorios (hipótesis inmuno-inflamatoria).

3.9 Consideraciones éticas y de seguridad (lecciones de la historia)

1- **Consentimiento informado real** (competencia, información comprensible, libertad).

2- **Proporcionalidad riesgo/beneficio:** evitar repetir el error de la lobotomía (entusiasmo sin evidencia sólida).

3- Monitoreo sistemático: EPS, metabólico, cardiovascular, endocrino, hematológico (clozapina).

4- Derechos y dignidad: tratamiento **con la persona**, no **sobre** la persona; reducir coerción, maximizar autonomía.

5-Transparencia científica: publicación de resultados negativos; vigilancia de conflictos de interés.

3.10 Cuadros didácticos

A) Línea del tiempo esencial

Antigüedad-Edad Media: ritual/coerción.

siglos XVIII-XIX: cura moral, hospital psiquiátrico.

1900-1950: choques (insulina, metrazol, ECT primitiva), **lobotomía**.

1952: clorpromazina → era dopaminérgica.

1970-2000: SGA, clozapina, LAIs, psicosocial basado en evidencia.

2000-hoy: precisión (farmacogenómica, IA, conectómica), neuromodulación selectiva (figura 3).

CRONOLOGÍA DE TRATAMIENTOS PSIQUIÁTRICOS Y TABLA COMPARATIVA

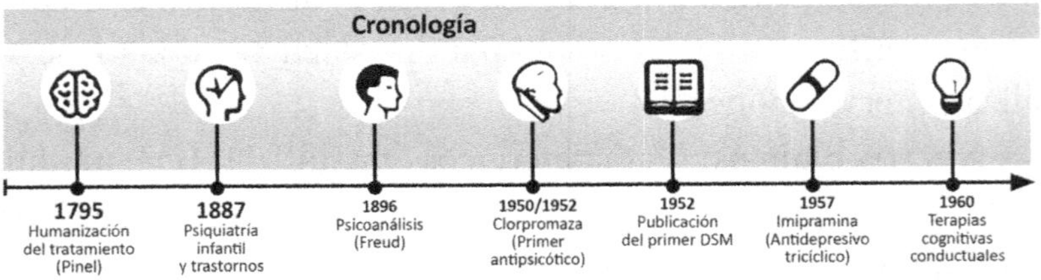

Tabla comparativa de tratamientos

	APGs	AAPs	Clozapina	ALIP
Dosis	Diaria	Diaria	Diaria	Cada 2-4 semanas
Ventajas Desventajas	Aumento de peso	TTR efectiva	Agranulocitosis	Adherencia
Monitoreo		- EPS - Metabólicos - QT - Hematología	- Hematología - QT - Hematología	- Hematología

Errores para no repetir nunca

- ☑ EPS
- ☑ Metabólicos
- ☑ QT
- ☑ Hematología con clozapina
- ☑ Lobotomía

Figura 3. Imagen de la cronología de tratamientos psiquiátricos, tabla comparativa de antipsicóticos, errores históricos a evitar y lista de seguimiento clínico.

B) Mapa rápido de receptores y efectos (selección)

Receptor	Beneficio clínico aproximado	Efectos adversos típicos
D2 (antagonismo)	↓ delirios/alucinaciones	EPS, ↑ prolactina
5-HT2A (antag.)	↓ EPS, posible ayuda en negativos	—
5-HT1A (parcial)	ansiolítico, ánimo	activación leve
H1	sedación, antiemético	↑ peso, somnolencia
M1	↓ EPS (equilibrio)	anticolinérgicos (visión borrosa, estreñimiento)
α1	—	hipotensión, mareo

Perla clínica: Elegir antipsicótico = balance **síntomas-perfil del paciente-comorbilidades-preferencias**; **LAIs** y **clozapina** están **infra-utilizados** pese a evidencia robusta en adherencia y resistencia, respectivamente.

3.11 Conclusiones

La historia terapéutica de la esquizofrenia es un tránsito desde la **coerción ritual** hasta la **intervención basada en evidencia**, con momentos de **exceso tecnocrático** (lobotomía) y **revoluciones** (clorpromazina). La etapa actual exige **pensamiento crítico:** integrar fármacos y programas psicosociales, vigilar la seguridad, personalizar decisiones con herramientas de **precisión** y sostener una **ética de dignidad**. El futuro inmediato no es un "fármaco milagro", sino una **arquitectura terapéutica** que combine **biología, contexto y subjetividad.**

CAPÍTULO 4
Epidemiología global y carga social de la esquizofrenia

4.1 Introducción

La esquizofrenia, con una prevalencia cercana al **1 % de la población mundial**, constituye uno de los trastornos mentales con mayor impacto sanitario y social. Aunque no es el más frecuente dentro de la psiquiatría, su curso crónico, la discapacidad asociada y el estigma cultural hacen que su **carga global de enfermedad** sea desproporcionadamente alta.

La epidemiología de la esquizofrenia debe analizarse en dos dimensiones:

1- Magnitud cuantitativa: prevalencia, incidencia, distribución geográfica y demográfica.

2- Carga cualitativa: discapacidad funcional, mortalidad, impacto económico, cultural y familiar.

4.2 Prevalencia e incidencia

- **Prevalencia global:** ~0,7–1 % a lo largo de la vida (OMS, 2022).
- **Incidencia anual:** 15–30 casos nuevos por cada 100 000 habitantes.
- **Variaciones geográficas:**
  - Mayor incidencia reportada en **países de ingresos bajos y medianos** (hipótesis de factores ambientales y migración).
  - Diferencias culturales en diagnóstico y registro: en algunos contextos rurales la psicosis se interpreta de forma religiosa más que médica.

- **Sexo y edad**:

Inicio típico en **hombres:** 18–25 años.

Mujeres: 25–35 años, con un segundo pico posmenopausia.

Los hombres tienden a tener peor evolución funcional.

4.3 Mortalidad y comorbilidades

- **Esperanza de vida reducida:** hasta **15–20 años menos** que la población general.
- Causas:
  - Enfermedades cardiovasculares y metabólicas (obesidad, diabetes, síndrome metabólico).
  - Alta prevalencia de **tabaquismo** (60–80 %).
  - Suicidio: hasta el **10 % de los pacientes** muere por esta causa; 40–50 % ha tenido al menos un intento.
- **Comorbilidades psiquiátricas:** depresión, abuso de sustancias, ansiedad.

4.4 Carga social y económica

- **Discapacidad:** la esquizofrenia se encuentra entre las **15 principales causas de años vividos con discapacidad (YLD)** a nivel mundial.
- **Impacto económico:**
  - Costos directos: hospitalización, farmacoterapia, programas comunitarios.
  - Costos indirectos: pérdida de productividad, desempleo, dependencia familiar.
- **Estigma:** en múltiples culturas, los pacientes son percibidos como "peligrosos" o "incapaces", lo que afecta su integración laboral, social y afectiva.
- **Carga familiar:** elevado estrés del cuidador, riesgo de depresión y *burnout* en padres o cónyuges.

4.5 Determinantes sociales y ambientales

- **Migración:** hijos de migrantes tienen hasta 2–3 veces más riesgo de desarrollar esquizofrenia (hipótesis de estrés social y discriminación).
- **Urbano vs. rural:** mayor riesgo en contextos urbanos (exposición a estrés, aislamiento social).
- **Adversidad temprana:** abuso infantil, pobreza extrema y trauma aumentan vulnerabilidad.
- **Uso de sustancias:** cannabis en la adolescencia duplica el riesgo en individuos genéticamente predispuestos.

4.6 Perspectiva histórica y cultural

- En sociedades tradicionales, los síntomas psicóticos eran **incorporados en roles sociales** (chamanes, visionarios).
- En sociedades industrializadas, la esquizofrenia se medicaliza y a la vez se **estigmatiza como incapacidad**.
- Esta diferencia cultural explica por qué algunos estudios muestran mejor pronóstico en países en desarrollo (apoyo comunitario, roles sociales más flexibles).

4.7 Hacia la carga global del siglo XXI

La esquizofrenia no solo es un problema clínico, sino un desafío **de salud pública**. La OMS y la **Global Burden of Disease Study** señalan que, aunque su prevalencia se ha mantenido estable, su impacto en **discapacidad, pobreza y mortalidad prematura** sigue aumentando.

Nuevos modelos de atención recomiendan:

- **Intervención temprana en psicosis** (EIP).
- **Programas comunitarios de rehabilitación psicosocial**.
- **Atención integrada** (salud física + mental).
- **Reducción del estigma** mediante campañas educativas y apoyo familiar.

4.8 Conclusiones

La esquizofrenia afecta a una **minoría estadística**, pero con un **peso desproporcionado en carga social y económica**. Su impacto atraviesa la biología, la cultura y la organización social.

Entender su epidemiología y carga global no es solo una tarea académica, sino la base para diseñar políticas públicas, programas clínicos y estrategias terapéuticas que integren **ciencia, derechos humanos y justicia social** (figura 4).

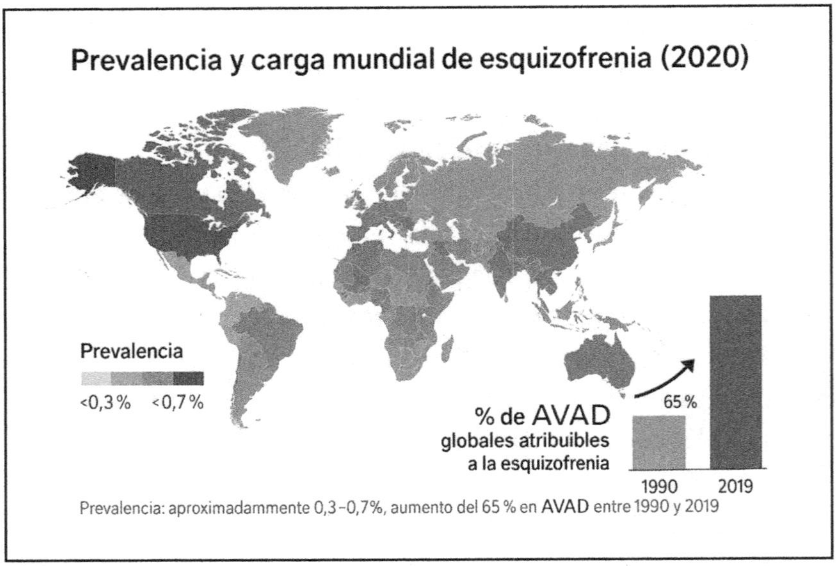

Figura 4. Prevalencia mundial y carga global de la esquizofrenia. Izquierda: mapa mundial con gradiente de prevalencia. Derecha: gráfico de barras que muestra el porcentaje de Años de Vida Ajustados por Discapacidad (AVAD) atribuibles a la esquizofrenia.

CAPÍTULO 5
Neurobiología avanzada: 12 neurotransmisores y neurocircuitos implicados

Hipótesis integradora de la esquizofrenia como un trastorno de la conectividad neuronal y del desequilibrio entre excitación e inhibición (E/I), que involucra el papel coordinado de 12 neurotransmisores y neuromoduladores clave a través de sus sistemas receptores. Los síntomas positivos, negativos y cognitivos se mapean sobre neurocircuitos disfuncionales, incluyendo los bucles cortico-estriado-talámico-corticales, las vías hipocampo–VTA y las redes a gran escala como la red por defecto, de saliencia y de control ejecutivo. La evidencia convergente de la neuroimagen, la electrofisiología y la neuroinmunología permite traducir estos mecanismos en fenotipos clínicos, orientando tanto las decisiones terapéuticas actuales como la identificación de nuevas dianas de tratamiento. Este marco respalda la aplicación de un algoritmo neurobiología-clínica para seleccionar intervenciones farmacológicas y psicosociales personalizadas.

5.1 Marco conceptual: de la dopamina a la conectopatía E/I

- **Tesis central:** la esquizofrenia es un **trastorno de redes** con **desbalance E/I** (↓ señal GABAérgica de interneuronas parvalbúmina + hipofunción NMDA) que desorganiza la **codificación de saliencia** y la **sincronía oscilatoria** (especialmente **gamma**).
- **Consecuencia:**
  - **Vía mesolímbica hiper-dopaminérgica** → **saliencia aberrante** → delirios/alucinaciones (síntomas positivos).

- **Corteza prefrontal hipo-glutamatérgica + déficit GABA → disfunción ejecutiva** y **síntomas negativos/cognitivos.**
- **Dinamia de redes** (DMN, saliencia, ejecutiva) desincronizada → **pensamiento desorganizado** y **deterioro funcional.**

Perla: La **dopamina** explica bien los **positivos**; los **negativos/cognitivos** requieren mirar **glutamato, GABA, acetilcolina** y **redes.**

5.2 Los 12 neurotransmisores clave (visión de conjunto)

Sistema	Núcleos/ Origen principal	Receptores principales	Evidencia en esquizofrenia (síntomas/ biomarcadores)	Implicaciones terapéuticas
Dopamina (DA)	VTA, sustancia negra	D1–D5	↑ DA mesolímbica (positivos); ↓ DA mesocortical (negativos/ cognición)	Antagonismo D2/ agonismo parcial D2; LAIs; clozapina (perfil amplio)
Glutamato (Glu)	Cortical difuso	NMDA, AMPA, mGluR	Hipofunción NMDA; MRS con Glu alterado; MMN reducido	Moduladores NMDA/mGluR (investigación); evitar intoxicación por ketamina/PCP
GABA	Interneuronas PV/ SST	GABA-A/B	↓ PV; déficit inhibitorio → fallas gamma	Dianas GABAérgicas selectivas (en estudio); psicoterapias + rehabilitación cognitiva
Serotonina (5-HT)	Núcleos del rafe	5-HT2A/ 1A/2C...	5-HT2A ↑ (percepción/ saliencia); modulación afectiva	SGAs (bloqueo 5-HT2A); alucinógenos → agonismo 5-HT2A (modelo)

Sistema	Núcleos/ Origen principal	Receptores principales	Evidencia en esquizofrenia (síntomas/ biomarcadores)	Implicaciones terapéuticas
Noradrenalina (NE)	Locus coeruleus	**α1, α2, β**	Arousal/ estrés; atención	α2-agonistas (guanfacina) para control ejecutivo (evidencia modesta)
Acetilcolina (ACh)	N. basal Meynert	M1–M5; α7-nAChR	Déficits atencionales/ sensoriales (P50); tabaquismo elevado	Agonistas α7-nAChR y pro-colinérgicos (desarrollo); manejo del tabaco
Histamina (His)	Tuberomamilares	H1, H3	Regulación vigilia/ apetito; H1→peso	Elegir fármacos con menor afinidad H1 para reducir ganancia ponderal
Oxitocina (OXT)	Hipotálamo	OXTR	Cognición social/ empatía (resultados mixtos)	Ensayos con OXT intranasal (evidencia inconsistente)
Vasopresina (AVP)	Hipotálamo	V1a/V1b	Estrés, agresividad, social	Antagonistas V1b (exploratorio)
Opioides (endorfinas)	Diverso	**μ, κ, δ**	**κ-agonismo → disforia/psicosis**	Moduladores κ (investigación)
Endocannabinoide (AEA/2-AG)	Difuso (CB1 en corteza/ hipocampo)	CB1/CB2	↑ anandamida en LCR (algunos estudios); cannabis ↑ riesgo	Evitar THC en vulnerables; CBD como modulador (evidencia preliminar)
Adenosina	Glía/neuronal	A1/A2A	Interacción con DA (A2A–D2); gating tálamo-cortical	Potenciación adenosinérgica (hipótesis emergente)

Nota clínica: Si el perfil del paciente es negativo/cognitivo dominante, considere antipsicóticos con perfil procognitivo/5-HT2A y estrategias no farmacológicas intensivas.

5.3 Neurocircuitos: del microcircuito a las grandes redes

5.3.1 Bucles cortico-estriado-tálamo-cortical (CETC)

- Ruta: corteza (PFC) → estriado → globo pálido → tálamo → corteza.

- Rol: selección de acciones y filtrado de saliencia.

- Disrupción: ruido dopaminérgico estriatal → asignación de saliencia aberrante a estímulos neutros → delirios.

5.3.2 Eje Hipocampo–VTA (modelo de "hipocampo caliente")

- Hallazgo: hiperactividad CA1 e interneuronas PV deficitarias → ↑ drive al núcleo accumbens → ↑ DA mesolímbica.

- Síntomas: positivos + ansiedad basal.

- Diana: reducir hiper-excitabilidad hipocampal (estrategias antigluta, neuromodulación selectiva).

5.3.3 Redes a gran escala (triple network)

- DMN (Default Mode Network): autorreferencia/rumiación; hiperconectividad → intrusión de auto-narrativas en percepción.

- Red de Saliencia (insula anterior/ACC): conmutador entre DMN y ejecutiva; desgobierno de saliencia.

- Red Ejecutiva (DLPFC-parietal): control cognitivo; **hipoconectividad** → déficit ejecutivo/atencional.

5.3.4 Tálamo y gating sensorial

- Reticular talámico como marcapasos de oscilaciones; fallas → P50/MMN alterados y sobrecarga perceptiva.

5.4 Sincronía oscilatoria y balance E/I

- Gamma (30–80 Hz) depende de interneuronas PV-GABA; ↓ potencia gamma correlaciona con déficit cognitivo.

- Hipofunción NMDA → disritmia → fallas en binding perceptivo y memoria de trabajo.

- Implicación: rehabilitación cognitiva + TMS rítmica (protocolos experimentales) para la sincronización.

5.5 Neurodesarrollo, poda sináptica y plasticidad

- Ventanas críticas: adolescencia (poda sináptica) → vulnerabilidad.

- Sistema complemento (C4) y microglía: poda excesiva como mecanismo propuesto para negativos/cognición.

- Estrés oxidativo: daña interneuronas PV; antioxidantes (N-acetilcisteína) muestran señales modestas.

5.6 Eje neuroinmune y metabolismo del triptófano

- Microglía activada; citoquinas (IL-6, TNF-α) elevadas en subgrupos.

- Vía quinurenina: **ácido quinurénico** (antagonista NMDA/α7-nAChR) ↑ → disfunción cognitiva.

- Clínica: fenótipos "inflamatorios" podrían responder distinto (ensayos con antiinflamatorios adyuvantes: resultados mixtos).

5.7 Evidencia multimodal: qué nos dicen las técnicas

- MRS (espectroscopía): alteraciones de Glu/GABA por región.

- fMRI de reposo/tarea: disconexión DMN-saliencia-ejecutiva; hiperactividad hipocampal.

- EEG/MEG: P50, MMN, P300 y gamma → biomarcadores funcionales útiles para estratificar.

- DWI (conectividad estructural): integridad de sustancia blanca reducida (fascículos fronto-temporales).

5.8 De la neurobiología a la clínica: algoritmo práctico

Paso 1. Perfil sindrómico dominante

- A) **Positivos** dominantes → pensar **DA mesolímbica** + saliencia aberrante.

- B) **Negativos/cognitivos** dominantes → **hipo-Glu/GABA PFC**, déficit colinérgico, DMN ↑.

- C) **Afectivos/ansiosos** prominentes → 5-HT/NE, OXT/AVP (social).

Paso 2. Selección de dianas

- A) Antipsicótico con acción **D2/5-HT2A**; considerar **LAI** tempranamente.

- B) Elegir perfiles **pro-cognitivos/metabólicamente favorables**; añadir **rehabilitación cognitiva**; valorar estrategias colinérgicas/α7 (si disponibles).

- C) Comorbilidad afectiva: escoger SGA con **beneficio afectivo** (p. ej., quetiapina, lurasidona) + psicoterapia.

Paso 3. Modulación de redes

- Intervenciones **psicosociales** (familia, psicoeducación, empleo con apoyo) para recalibrar **saliencia social**.

- Considerar **TMS** dirigida (alucinaciones auditivas: TPJ/STS; ejecutiva: DLPFC).

5.9 Casos de uso

Paciente A (varón, 22 años): debut con delirios persecutorios intensos.

- Biomarcadores esperados: DA ↑ estriatal; MMN ↓ leve.
- Intervención: SGA con buen control de positivos; **LAI** temprano para adherencia; psicoeducación familiar.

Paciente B (mujer, 29 años): pocos positivos; **anergia**, **alogia**, déficit ejecutivo.

- Hipótesis: PFC hipo-glutamatérgico; disritmia gamma; DMN ↑.
- Intervención: SGA con perfil **pro-cognitivo** (p. ej., lurasidona/cariprazina); **rehabilitación cognitiva** + empleo con apoyo.

Paciente C (varón, 35 años): psicosis resistente con ansiedad elevada.

- Eje hipocampo-VTA hiperactivo; considerar componente inflamatorio.
- Intervención: **clozapina** + seguimiento metabólico; explorar adyuvantes (NAC) y TMS según síntoma objetivo.

5.10 ¿Qué viene?: Dianas emergentes

- **mGluR2/3,** ***glycine/D-serine site*** **(NMDA), PAMs AMPA:** pro-cognitivos/negativos (evidencia dispar).
- **α7-nAChR:** *gating* sensorial y atención.
- **A2A-adenosina** (interacción con D2) y **H3-histamina:** modulación fina.
- **Oxito/vasopresina:** cognición social (resultados heterogéneos).
- **IA multimodal** para subtipado biológico y predicción de recaída.

5.11 Conclusiones

La neurobiología de la esquizofrenia **no es monocausal**. Integra **hiperdopaminergia mesolímbica, hipo-glutamato/GABA** prefrontal, **disonancia de redes** y **modulaciones** colinérgicas, serotoninérgicas, endocannabinoides e inmunes. Este mosaico explica por qué **ningún fármaco** resuelve todo el cuadro y por qué el tratamiento óptimo exige **arquitectura multimodal**: fármacos adecuados, **programas psicosociales, rehabilitación cognitiva** y estrategias de **precisión** ajustadas al fenotipo.

Pensar en redes y **perfiles** (no solo en "antipsicóticos"), y alinear cada decisión clínica con la **diana neurobiológica predominante** del paciente.

La esquizofrenia aparece cuando la "ciudad del cerebro" se **desordena** porque los **mensajeros químicos** y las **carreteras** no están coordinados. El reto de los médicos es **reorganizar el tráfico** con medicinas y terapias, para que las personas puedan **pensar, sentir y vivir mejor**.

El cerebro es como una ciudad. Imagina que tu cerebro es como una **gran ciudad** con calles, semáforos y autos que llevan mensajes.

- Los **neurotransmisores** son como los **autos** que transportan información.

- Los **circuitos cerebrales** son las **avenidas y carreteras**.

- Si hay demasiado tráfico o algunos semáforos no funcionan bien, la ciudad se **desordena**. Eso pasa en la esquizofrenia.

Los 12 mensajeros principales

El cerebro usa **12 tipos de mensajeros químicos** para que todo funcione:

- **Dopamina** → como la "gasolina extra": da energía, pero si hay de más, puedes imaginar cosas que no existen (delirios o alucinaciones).

- **Glutamato** y **GABA** → son como el **acelerador y el freno**: si no se equilibran, el cerebro se descoordina.

- **Serotonina** → regula el humor, como un **director de orquesta**.

- **Acetilcolina** → ayuda a la **memoria y atención**.

- **Noradrenalina** → mantiene al cerebro **alerta**.

- **Otros** como histamina, oxitocina, endorfinas y endocannabinoides también participan, influyendo en el **sueño, emociones y relaciones sociales** (figura 5).

¿Qué pasa en la esquizofrenia?

- Algunas zonas del cerebro trabajan **de más**, como si los autos corrieran sin freno → aparecen **alucinaciones y delirios**.

- Otras zonas trabajan **de menos**, como calles vacías → aparece la **falta de energía, motivación o memoria**.

- Las **redes del cerebro** (como las apps que controlan el tráfico) se desincronizan → el pensamiento se vuelve **desordenado**.

¿Cómo lo sabemos?

Los científicos usan:

- **Resonancias y escáneres** para ver las autopistas del cerebro.

- **Electroencefalogramas** para escuchar el "ritmo" cerebral.

- **Análisis genéticos** para ver si hay piezas del plano de construcción defectuosas.

¿Qué significa para el tratamiento?

- No hay **un solo medicamento mágico**, porque el problema no está en un solo mensajero.

- Hay que **combinar tratamientos**: medicinas, terapias, apoyo familiar, rehabilitación.

- Cada persona es distinta: algunos necesitan más ayuda en **controlar voces**, otros en **recuperar energía y concentración**.

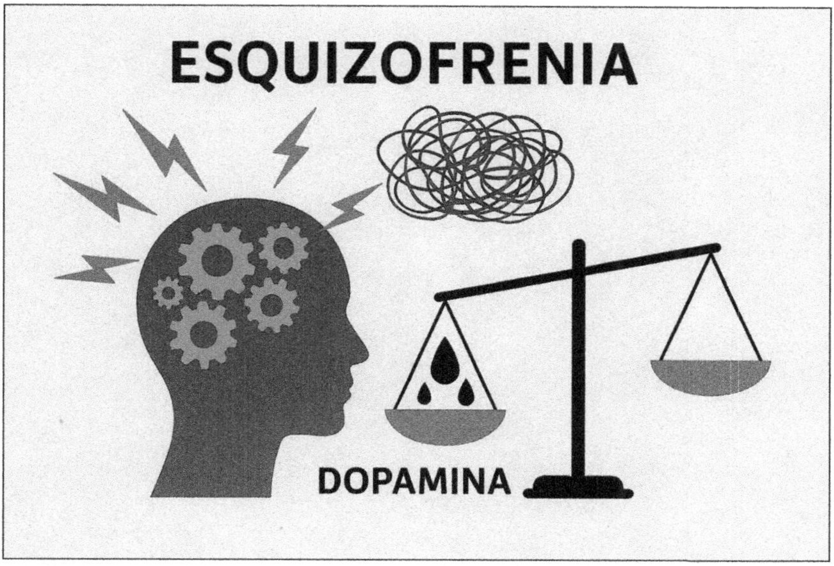

Figura 5. Representación conceptual de la esquizofrenia y su vínculo con el desequilibrio dopaminérgico. El exceso o mal funcionamiento de la dopamina puede alterar el pensamiento, generar confusión y provocar síntomas como delirios o alucinaciones.

CAPÍTULO 6
Genética, epigenética y factores de riesgo

6.1 Introducción

La esquizofrenia no se hereda como el color de ojos o la sangre, pero sí existe una **vulnerabilidad genética** que, combinada con factores ambientales, puede aumentar el riesgo de padecerla. Hoy entendemos la enfermedad como el resultado de la interacción entre:

1- **Genes de riesgo** (heredados o mutaciones de novo).

2- **Epigenética** (interruptores químicos que encienden o apagan genes).

3- **Factores ambientales** (estrés, infecciones, consumo de drogas, adversidad social).

6.2 Evidencia genética

- **Herencia**:
    - Riesgo en población general: ~1 %.
    - Hermano/a: 8–10 %.
    - Hijo con un padre afectado: 13 %.
    - Gemelos monocigóticos: hasta 40–50 %.
    - Ningún factor es determinante: la genética **aumenta la probabilidad**, no la certeza.
- **Estudios GWAS (*Genome-Wide Association Studies*)**:
    - Se han identificado >100 regiones genómicas asociadas a la esquizofrenia.
    - Genes implicados en **sinapsis, plasticidad neuronal e inmunidad**.

- Uno de los más estudiados: **C4 (complemento)**, relacionado con **poda sináptica excesiva** en la adolescencia.

6.3 Epigenética

La **epigenética** explica cómo el ambiente modifica la expresión genética sin cambiar el ADN.

- **Metilación del ADN:** puede "silenciar" genes asociados a plasticidad cerebral.
- **Histonas:** cambios en el empaquetamiento alteran qué genes están activos.
- **MicroARN:** regulan la traducción de proteínas implicadas en neurotransmisión.

Ejemplo: estrés crónico en la infancia puede aumentar la metilación de genes del eje hipotalámico, predisponiendo a respuestas exageradas al estrés en la adultez.

6.4 Factores de riesgo ambientales

- **Perinatales:** complicaciones en el embarazo, hipoxia al nacer, infecciones virales (influenza, toxoplasma).
- **Psicosociales:** trauma infantil, abuso, negligencia, pobreza extrema, migración, discriminación.
- **Urbanicidad:** vivir en ciudades aumenta el riesgo, posiblemente por mayor exposición a estrés social.
- **Consumo de sustancias:**
    - **Cannabis en la adolescencia:** duplica el riesgo, sobre todo si hay predisposición genética.
    - Estimulantes (anfetaminas, cocaína) pueden inducir brotes psicóticos.

6.5 Modelos de interacción gen–ambiente

- **Modelo de vulnerabilidad-estrés:** los genes predisponen, pero el estrés ambiental desencadena el episodio.

- **Modelo de neurodesarrollo:** alteraciones tempranas en la formación cerebral se combinan con poda sináptica excesiva en la adolescencia.

- **Modelo inmuno-inflamatorio:** la activación microglial y la respuesta inmune interactúan con genes de riesgo.

6.6 Implicaciones clínicas

- **No hay un gen único** de la esquizofrenia; es un trastorno **poligénico y multifactorial.**
- Conocer la genética ayuda a:
  - Entender mejor la **biología**.
  - Identificar pacientes con mayor riesgo.
  - Abrir camino a la **psiquiatría personalizada** (farmacogenómica, biomarcadores).
- Sin embargo, **el ambiente y la cultura** siguen siendo determinantes: el acompañamiento social, la detección temprana y la reducción de estigma influyen en el curso tanto como los genes.

6.7 Conclusiones

La esquizofrenia surge de la **interacción entre herencia y ambiente**. Genes como C4 o variaciones en sinapsis y neurotransmisión predisponen, pero son los **factores ambientales y epigenéticos** los que, en gran medida, determinan la aparición clínica.

Mensaje clave: los genes cargan el arma, pero es el ambiente el que aprieta el gatillo.

No es un solo gen. La esquizofrenia **no tiene un gen único** que la cause.

- En la población general, el riesgo es de **1 %**.
- Si tienes un padre con esquizofrenia, el riesgo sube a **13 %**.
- En gemelos idénticos, llega hasta **40–50 %**.

Esto significa que los **genes aumentan la probabilidad**, pero **no garantizan** que la persona tendrá la enfermedad.

Epigenética: los interruptores de los genes

- La epigenética es como los **interruptores de luz** que prenden o apagan genes.
- El ambiente (estrés, nutrición, infecciones) puede **activar o desactivar** ciertos genes.
- Ejemplo: el estrés en la infancia puede modificar cómo responde el cerebro al estrés en la vida adulta.

Factores ambientales que aumentan el riesgo

- **Durante el embarazo y nacimiento:** complicaciones, falta de oxígeno, infecciones.
- **En la infancia:** trauma, abuso, negligencia, pobreza extrema.
- **Dónde se vive:** crecer en ciudades grandes aumenta el riesgo.
- **Consumo de drogas:** el cannabis en la adolescencia puede duplicar el riesgo si ya existe predisposición genética.

Modelos que explican la interacción

- **Vulnerabilidad-estrés:** los genes dan predisposición, pero el estrés desencadena el brote.
- **Neurodesarrollo:** problemas en el desarrollo del cerebro + poda excesiva de conexiones en la adolescencia.
- **Inflamación:** la activación del sistema inmune puede contribuir al riesgo.

La esquizofrenia es el resultado de una **combinación de genes + ambiente + epigenética** (figura 6). **Metáfora**: los genes "cargan el arma", pero el ambiente "hala el gatillo".

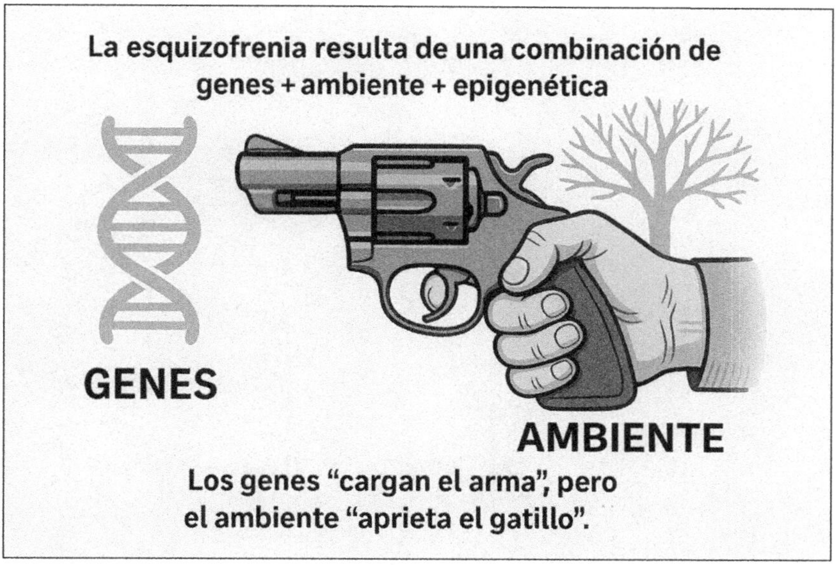

Figura 6. Ilustración conceptual que representa cómo la esquizofrenia surge de la interacción entre vulnerabilidad genética, factores ambientales y mecanismos epigenéticos.

PARTE II
Manifestaciones clínicas

CAPÍTULO 7
Síntomas positivos: delirios, alucinaciones y desorganización

7.1 Introducción

Los **síntomas positivos** de la esquizofrenia son aquellos que representan un **exceso o distorsión** de la experiencia normal. Se llaman "positivos" no porque sean buenos, sino porque **añaden algo extraño a la vida mental**:

- Creencias falsas e irreductibles (**delirios**).
- Percepciones sin estímulo externo (**alucinaciones**).
- Alteraciones en el flujo y estructura del pensamiento (**desorganización**).

Estos síntomas son los más llamativos para el entorno y los que suelen motivar la primera consulta clínica o incluso la hospitalización.

7.2 Delirios

Definición

Creencias falsas, firmes y resistentes a la evidencia, que no comparten los miembros de la cultura o grupo social del paciente.

Tipos principales

- **Persecutorios:** sentirse vigilado, perseguido, envenenado.
- **De referencia:** creer que comentarios de la TV o las redes sociales están dirigidos a uno.
- **De grandeza:** tener poderes especiales o una misión divina.
- **Somáticos:** estar infectado o transformado corporalmente.
- **Nihilistas:** convencimiento de que uno está muerto o que el mundo ha dejado de existir.

- **Erotomaníacos:** creer que otra persona, generalmente de mayor estatus, está enamorada del paciente.

Neurobiología asociada

- **Hiperdopaminergia estriatal** → asignación de **saliencia aberrante**.

- Alteración de redes de saliencia y DMN → imposibilidad de filtrar pensamientos autorreferenciales.

7.3 Alucinaciones

Definición

Percepciones vividas como reales sin un estímulo externo.

Modalidades

- **Auditivas** (las más comunes, hasta 70 %): voces que comentan, dialogan o insultan.

- **Visuales:** figuras, sombras, escenas.

- **Olfativas y gustativas:** menos frecuentes; a veces vinculadas a epilepsia temporal.

- **Somáticas/cenestésicas:** sensaciones corporales extrañas (electricidad, toques, movimientos internos).

Hipótesis neurocognitivas

- **Defecto en el monitoreo de la propia voz interna:** pensamientos percibidos como ajenos.

- **Hiperconectivid adtemporo-parietal y giro de Heschl.**

- **Déficit GABA/glutamato en corteza auditiva** → oscilaciones gamma anormales.

7.4 Desorganización del pensamiento y conducta

Pensamiento desorganizado

- **Lenguaje incoherente:** frases inconexas, cambios bruscos de tema.

- **Neologismos:** palabras inventadas.

- **Tangencialidad:** respuestas indirectas o irrelevantes.

- **Incoherencia ("ensalada de palabras"):** discurso sin sentido.

Conducta desorganizada

- Acciones sin lógica o metas (caminar desnudo, reírse solo en un funeral).
- Impulsividad, ritualesextraños, imprevisibilidad.

Neurobiología asociada

- **Disfunciónfronto-temporo-parietal.**
- **Alteración en conectividad de la red ejecutiva** (DLPFC-parietal).

7.5 Evaluación clínica

- **Escalas específicas:**
  - PANSS (subescalapositiva).
  - SAPS (*Scale for the Assessment of Positive Symptoms*).
- **Claves clínicas:**
  - Diferenciar alucinación de pseudopercepción (ejemplo: imágenes hipnagógicas en insomnio).
  - Distinguir delirio de creencias culturales o religiosas.

7.6 Impacto en la vida del paciente

- Pérdida de confianza en familiares, aislamiento social.
- Dificultad para mantener estudios, empleo o relaciones.
- Mayor riesgo de conductas agresivas en contextos de miedo intenso.
- Ansiedad secundaria, depresión y riesgo suicida cuando las voces son imperativas.

7.7 Tratamiento y abordaje inicial

- **Farmacológico:** antipsicóticos (particularmente SGA) son el tratamiento de elección.
- **No farmacológico:**
  - Terapia cognitivo-conductual para psicosis (CBTp).
  - Estrategias de afrontamiento de voces (*mindfulness*, reatribución, técnicas de distracción).
  - Apoyo familiar y psicoeducación.

Perla clínica: el abordaje temprano de los síntomas positivos en los primeros episodios psicóticos mejora el pronóstico funcional a largo plazo.

7.8 Conclusiones

Los **síntomas positivos de la esquizofrenia** son aquellos que añaden experiencias extrañas a la mente y que no deberían estar allí. Se llaman "positivos" no porque sean buenos, sino porque representan un exceso o distorsión de la realidad, y suelen ser los más visibles y llamativos, hasta el punto de llevar a muchas personas a buscar ayuda médica. Entre ellos se encuentran los **delirios**, que son creencias falsas y firmes, como pensar que alguien lo persigue (delirio persecutorio), creer que se tienen poderes especiales o una misión divina (delirio de grandeza), o sentir que los mensajes de la televisión o las redes sociales hablan de uno mismo (delirio de referencia). También son frecuentes las **alucinaciones**, es decir, percepciones sin estímulo real, como escuchar voces que insultan o dan órdenes, ver figuras o sombras, sentir olores extraños o incluso percibir sensaciones raras en el cuerpo, como corrientes eléctricas o toques. Otro grupo de síntomas positivos son el **pensamiento y la conducta desorganizada**, que se manifiestan en hablar de manera incoherente, inventar palabras, cambiar de tema sin sentido o realizar acciones extrañas como reír en un funeral, caminar desnudo en la calle o hacer rituales sin lógica. Estos síntomas tienen un gran impacto en la vida diaria: dificultan estudiar, trabajar, relacionarse con los demás y pueden generar miedo, ansiedad, depresión o incluso conductas peligrosas si las voces dan órdenes. El tratamiento incluye principalmente **medicamentos antipsicóticos**, que ayudan a reducir delirios y alucinaciones, junto con **terapias psicológicas** que enseñan a convivir mejor con los síntomas, y un **apoyo familiar y social constante**, que resulta esencial para la recuperación. En resumen, los síntomas positivos hacen que la persona **vea, escuche o crea**

cosas que no son reales, pero con un abordaje adecuado es posible lograr una mejoría significativa y recuperar estabilidad en la vida (figura 7).

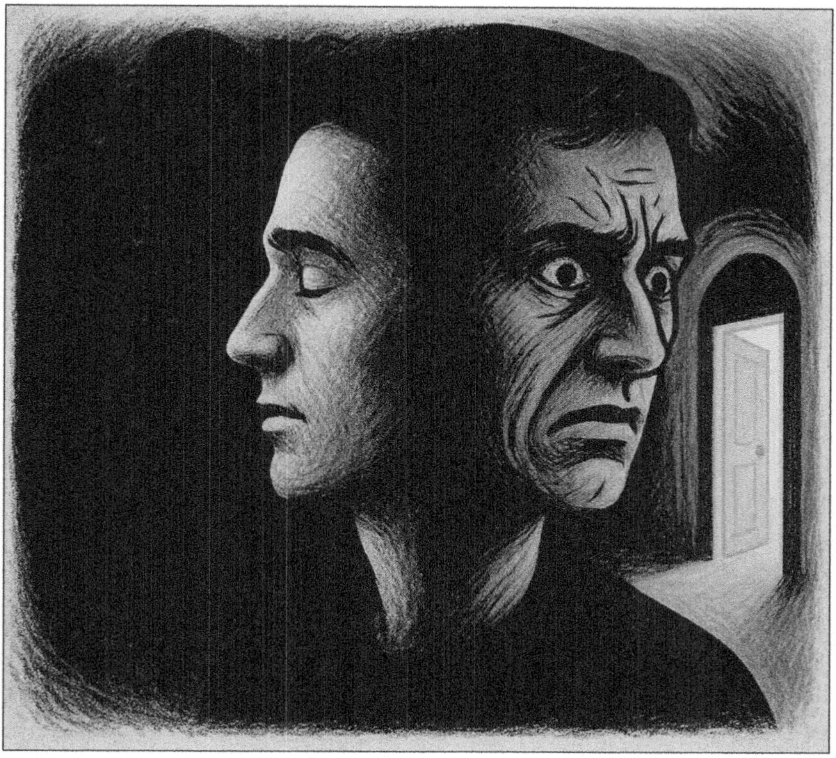

Figura 7. Representación visual de la esquizofrenia: un rostro dividido entre calma y angustia, rodeado por voces distorsionadas que simbolizan los síntomas positivos, mientras una puerta luminosa sugiere la posibilidad de recuperación a través del tratamiento adecuado.

CAPÍTULO 8
Síntomas negativos: abulia, alogia, anhedonia y retraimiento social

8.1 Introducción

Los **síntomas negativos** representan la **pérdida o disminución** de funciones normales de la vida psíquica. A diferencia de los síntomas positivos —que "añaden" experiencias extrañas—, los negativos **restan capacidades**: motivación, energía, placer, iniciativa y conexión social. Son más difíciles de reconocer, pero suelen ser los que más afectan la **calidad de vida y la recuperación funcional**.

8.2 Principales síntomas negativos

- **Abulia:** falta de iniciativa y energía para comenzar actividades.
- **Alogia:** pobreza del lenguaje, respuestas breves o vacías.
- **Anhedonia:** incapacidad para sentir placer en actividades que antes eran gratificantes.
- **Afecto plano o embotado:** expresión emocional reducida, voz monótona, falta de contacto visual.
- **Retraimiento social:** aislamiento, pérdida de interés en relaciones y actividades.

8.3 Diferencia entre primarios y secundarios

Primarios: forman parte del núcleo de la esquizofrenia.

Secundarios: consecuencia de otros factores, como depresión, efectos de medicamentos, hospitalización prolongada o estigma social.

Identificar esta diferencia es crucial para diseñar un tratamiento adecuado.

8.4 Neurobiología asociada

- **Hipoactividad dopaminérgica mesocortical** (particularmente en corteza prefrontal dorsolateral).
- **Déficit glutamatérgico/GABAérgico** en redes ejecutivas.
- **Alteración de la red de recompensa** (estriado ventral) → explica la anhedonia.
- **Hipoconectividad fronto-parietal** → enlentecimiento cognitivo y apatía.

8.5 Evaluación clínica

- Escalas específicas:
    - **SANS** (*Scale for the Assessment of Negative Symptoms*).
    - **BNSS** (*Brief Negative Symptom Scale*).
    - Subescalas de la **PANSS**.
- Observación directa: interacción, tono de voz, expresividad.
- Importancia de entrevistar a familiares o cuidadores para evaluar cambios.

8.6 Impacto funcional

Los síntomas negativos son los principales responsables de la **discapacidad funcional crónica**.

- Dificultan mantener estudios, empleo y relaciones sociales.
- Se asocian a **pobre respuesta al tratamiento farmacológico**.
- Aumentan el riesgo de recaídas por **aislamiento y falta de adherencia**.

8.7 Abordaje terapéutico

Farmacológico

- Los antipsicóticos tienen efecto limitado sobre síntomas negativos.
- Algunos fármacos de segunda generación (cariprazina, lurasidona) muestran cierto beneficio.

- Clozapina puede ayudar en casos resistentes, pero no es un tratamiento específico.

- Estrategias en investigación: moduladores glutamatérgicos, agonistas colinérgicos α7, oxitocina.

No farmacológico

- **Rehabilitación cognitiva**: mejora funciones ejecutivas.
- **Entrenamiento en habilidades sociales**: fomenta interacción y comunicación.
- **Terapia ocupacional y programas de empleo con apoyo**.
- **Intervenciones familiares y psicoeducación**: reducen aislamiento y mejoran adherencia.
- **Ejercicio físico regular**: demostrado como modulador positivo de motivación y ánimo.

Ejemplo clínico

Un joven de 23 años, después de un primer episodio psicótico con alucinaciones tratadas con éxito, presenta **apatía marcada, no asiste a la universidad y pasa la mayor parte del día aislado en su habitación**. Aunque ya no tiene delirios, sufre de **abulia, anhedonia y retraimiento social**. Esto genera desesperanza en la familia, que piensa que la medicación "no funciona". En realidad, se trata de síntomas negativos que requieren **intervención psicosocial intensiva** además del tratamiento farmacológico.

8.8 Conclusiones

Los síntomas negativos son el **núcleo silencioso y discapacitante de la esquizofrenia**. Aunque menos espectaculares que los positivos, afectan de forma más duradera la autonomía y el funcionamiento social. El futuro del tratamiento exige avanzar hacia **estrategias multimodales**, donde los fármacos se complementen con **rehabilitación cognitiva, intervenciones sociales y programas comunitarios**.

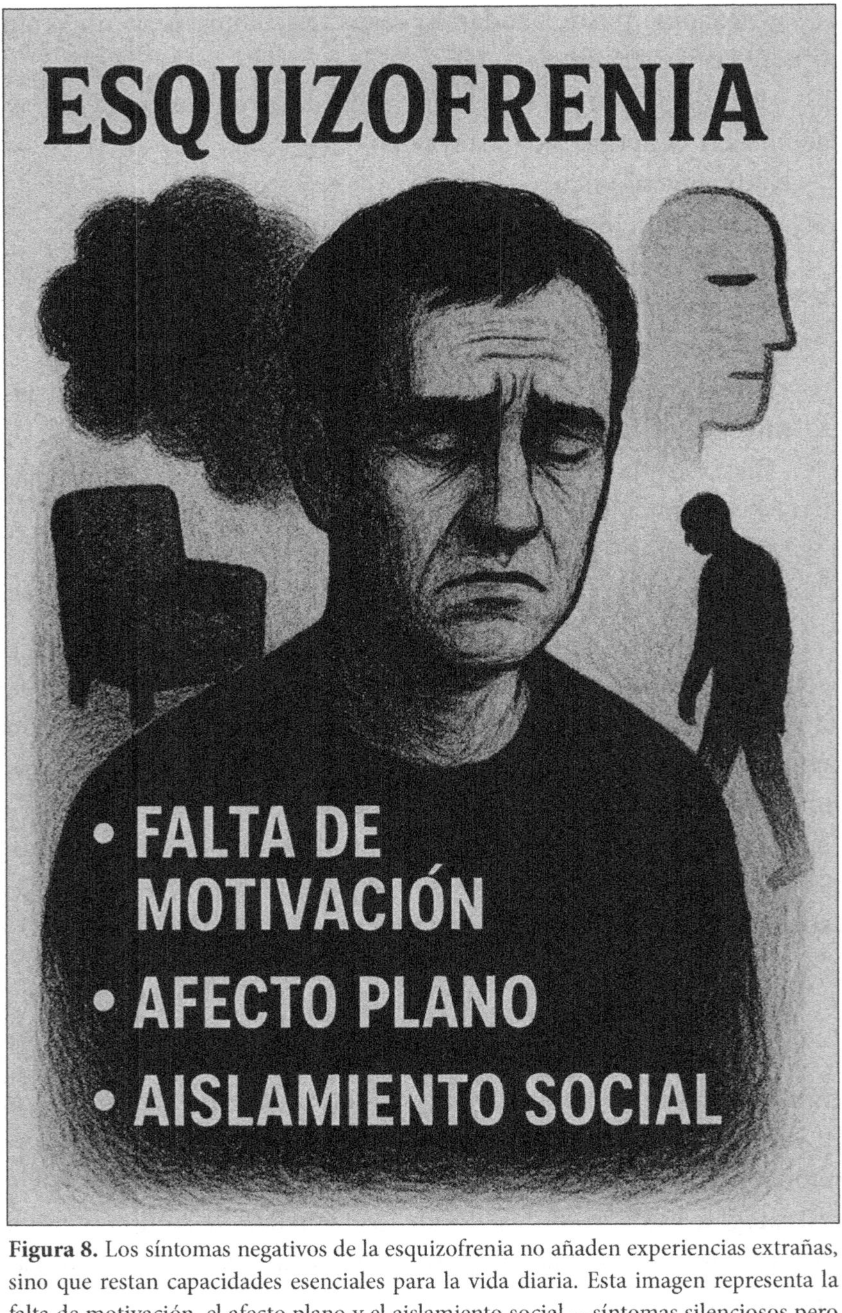

Figura 8. Los síntomas negativos de la esquizofrenia no añaden experiencias extrañas, sino que restan capacidades esenciales para la vida diaria. Esta imagen representa la falta de motivación, el afecto plano y el aislamiento social —síntomas silenciosos pero profundamente discapacitantes— que afectan la autonomía y la calidad de vida.

Los **síntomas negativos de la esquizofrenia** no añaden cosas extrañas como los delirios o las alucinaciones, sino que **quitan habilidades importantes de la vida diaria**. Se manifiestan como falta de energía y motivación (**abulia**), pobreza en el lenguaje o respuestas muy cortas (**alogia**), incapacidad para disfrutar de las cosas (**anhedonia**), ausencia de expresividad emocional (**afecto plano**) y tendencia al aislamiento (**retraimiento social**). Estos síntomas son más difíciles de notar que los positivos, pero suelen ser los que más afectan la vida: impiden estudiar, trabajar, tener relaciones y mantener proyectos personales. Muchas veces la familia piensa que la medicación "no funciona", pero en realidad se trata de esta parte silenciosa de la enfermedad que requiere no solo medicinas, sino también **terapias cognitivas, programas sociales, apoyo familiar y actividades como el ejercicio físico**. En resumen, los síntomas negativos son el rostro oculto de la esquizofrenia: menos visibles que las voces o los delirios, pero con un impacto mucho mayor en la **autonomía y la calidad de vida**. Los síntomas positivos atraen la atención, pero son los negativos los que roban la vida cotidiana del paciente (figura 8).

CAPÍTULO 9
Alteraciones cognitivas y deterioro funcional

9.1 Introducción

Las **alteraciones cognitivas** son uno de los núcleos menos visibles pero más incapacitantes de la esquizofrenia. Mientras los síntomas positivos llaman la atención y los negativos quitan motivación y afecto, los déficits cognitivos afectan directamente la **capacidad de pensar, aprender y adaptarse al mundo real**. Se estima que más del **70 % de los pacientes** presentan deterioro cognitivo significativo, y este es uno de los predictores más fuertes de la **discapacidad funcional crónica**.

9.2 Principales dominios cognitivos afectados

- **Atención sostenida:** dificultad para mantener la concentración en tareas simples o prolongadas.
- **Memoria de trabajo:** problemas para retener información breve (ej. recordar un número de teléfono mientras se marca).
- **Velocidad de procesamiento:** lentitud para responder o procesar estímulos.
- **Funciones ejecutivas:** dificultad para planificar, organizar y tomar decisiones.
- **Memoria verbal y visual:** problemas para aprender nuevas palabras, recordar historias o reconocer imágenes.
- **Cognición social:** dificultad para interpretar emociones, intenciones y lenguaje no verbal de otras personas.

9.3 Diferencia con otros trastornos

- **No es demencia:** el deterioro cognitivo en esquizofrenia aparece temprano y es estable, no progresivo como en el alzhéimer.
- **Se distingue de TDAH:** aunque comparten problemas de atención, en la esquizofrenia se suman alteraciones ejecutivas y sociales más severas.

9.4 Neurobiología de los déficits cognitivos

- **Hipofrontalidad:** baja actividad en corteza prefrontal dorsolateral (fMRI).
- **Disfunción dopaminérgica mesocortical** (↓ DA D1 en PFC).
- **Déficits glutamatérgicos/GABAérgicos** en sincronía gamma → problemas de memoria de trabajo.
- **Desconexión fronto-temporal:** dificulta integración de información verbal.
- **Alteraciones en redes de saliencia y ejecutiva** → explica fallas en multitarea y toma de decisiones.

9.5 Evaluación clínica

- **Baterías neuropsicológicas:** *MATRICS Consensus Cognitive Battery* (MCCB), BACS, *Trail Making Test, Stroop, Wisconsin Card Sorting Test.*
- **Pruebas clínicas rápidas:** MOCA, TMT-A/B (aunque menos específicas).
- **Evaluación funcional:** escalas como UPSA (*Performance-based Skills Assessment*) para medir habilidades prácticas (manejo de dinero, transporte, compras).

9.6 Impacto funcional

Los déficits cognitivos explican gran parte de la dificultad de los pacientes para:

- Mantener empleo o estudios.

- Manejar la vida independiente (finanzas, transporte, autocuidado).
- Establecer y sostener relaciones interpersonales. Incluso cuando los síntomas positivos desaparecen, el deterioro cognitivo puede **mantener la discapacidad**.

9.7 Abordaje terapéutico

Farmacológico

- Antipsicóticos tienen **efecto limitado** en cognición.
- Algunos (lurasidona, cariprazina, aripiprazol) muestran beneficios modestos.
- Estrategias en investigación: agonistas D1, moduladores glutamatérgicos, agonistas α7-nAChR, antiinflamatorios.

No farmacológico (con más evidencia)

- **Rehabilitación cognitiva:** entrenar memoria, atención y funciones ejecutivas mediante programas estructurados.
- **Terapia cognitiva social:** entrenar reconocimiento de emociones y habilidades de interacción.
- **Entrenamiento en la vida diaria:** usar simulaciones prácticas (manejo de dinero, transporte).
- **Intervenciones multimodales:** combinar terapia cognitiva con empleo con apoyo, psicoeducación familiar y programas comunitarios.

Ejemplo clínico

María, de 28 años, logra controlar sus delirios con tratamiento, pero tiene grandes problemas para recordar citas médicas, organizar sus tareas y mantener conversaciones fluidas. Aunque ya no escucha voces, sufre un **deterioro cognitivo** que le impide sostener un empleo. Gracias a un programa de **rehabilitación cognitiva y entrenamiento en habilidades sociales**, logra mejorar su desempeño en actividades cotidianas y recuperar autonomía.

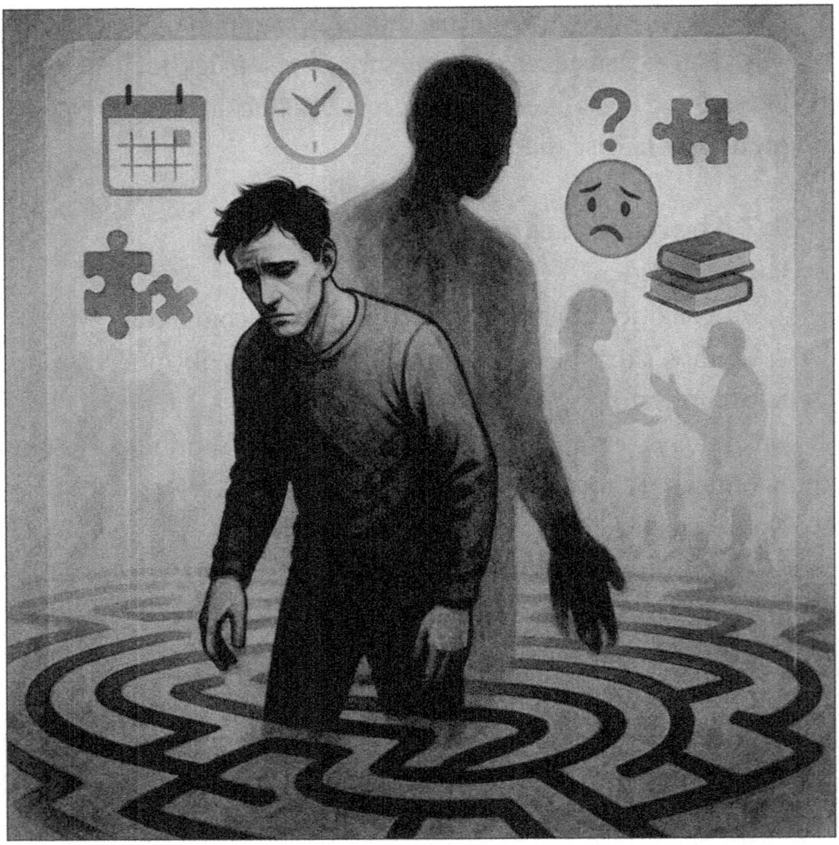

Figura 9. Los síntomas cognitivos de la esquizofrenia: invisibles, pero profundamente limitantes para la vida diaria.

9.8 Conclusiones

El deterioro cognitivo en la esquizofrenia es **uno de los principales responsables de la discapacidad** y, sin embargo, ha recibido menos atención que los síntomas positivos y negativos. Representa un desafío clínico porque no responde bien a los antipsicóticos, pero ofrece un campo fértil para la innovación terapéutica.

Los **síntomas cognitivos de la esquizofrenia** afectan la forma en que la persona piensa, recuerda y se organiza en la vida diaria. No son tan visibles como las alucinaciones o la falta de motivación, pero son los que más influyen en que alguien pueda trabajar, estudiar o vivir de manera independiente. Entre los problemas más comunes están la **dificultad para concentrarse**, la **mala memoria de trabajo** (olvidar cosas de inmediato), la **lentitud para procesar información**, los **problemas para planear y tomar decisiones** y la **dificultad para entender emociones o intenciones de los demás** (cognición social). Estos síntomas no empeoran como en la demencia, pero sí permanecen estables y generan mucha limitación. Aunque los medicamentos ayudan poco en esta área, existen **programas de rehabilitación cognitiva, terapias sociales y entrenamientos prácticos** que mejoran el rendimiento y la autonomía. En resumen, los déficits cognitivos son el "enemigo silencioso" de la esquizofrenia: menos llamativos que las voces o los delirios, pero decisivos para que la persona logre o no una **vida funcional y plena**.

Mensaje clave: Sin atender los déficits cognitivos, la recuperación funcional de la esquizofrenia será siempre incompleta (figura 9).

CAPÍTULO 10
Síntomas afectivos y comorbilidades psiquiátricas

10.1 Introducción

La esquizofrenia rara vez se presenta de manera "pura". Muchos pacientes desarrollan **síntomas afectivos** —depresivos o maníacos— y **otros trastornos psiquiátricos asociados.** Estas comorbilidades complican el diagnóstico, modifican el curso clínico y aumentan el riesgo de discapacidad y suicidio.

10.2 Síntomas afectivos en la esquizofrenia

- **Depresivos:** tristeza, desesperanza, culpa, pérdida de energía.
    - Muy comunes en la fase pospsicótica.
    - Riesgo aumentado de suicidio.
- **Maníacos o hipomaníacos:** euforia, irritabilidad, verborrea, ideas de grandeza.
    - Pueden confundirse con esquizoafectivo o bipolar.
- **Ansiedad:** frecuente en fases tempranas, asociada a paranoia e hipervigilancia.

Estos síntomas no siempre indican un trastorno aparte, sino que forman parte del espectro clínico de la esquizofrenia.

10.3 Comorbilidades psiquiátricas frecuentes

- **Trastorno depresivo mayor:** hasta en 40–60 % de los pacientes.
- **Trastorno de ansiedad** (generalizada, pánico, fobia social): 30–40 %.
- **Trastorno obsesivo-compulsivo (TOC):** 10–25 %. A veces inducido por antipsicóticos.

- **Trastornos por uso de sustancias:** muy frecuentes; cannabis, alcohol, nicotina, estimulantes.

- **Trastorno bipolar:** diferenciación difícil; en algunos casos se diagnostica como esquizoafectivo.

10.4 Desafíos diagnósticos

- **Superposición sintomática:** depresión vs. síntomas negativos.
- **Psicosis inducida por sustancias** vs. esquizofrenia primaria.
- **Bipolaridad con psicosis** vs. esquizoafectivo.
- Requiere **evaluación longitudinal** y entrevistas familiares.

10.5 Impacto clínico

- Aumentan la **discapacidad global**.
- Elevan el **riesgo de recaída y rehospitalización**.
- **Suicidio:** riesgo hasta 10 % en esquizofrenia, más alto con depresión comórbida.
- Consumo de sustancias → empeora síntomas, reduce adherencia, aumenta violencia y riesgo legal.

10.6 Manejo terapéutico

Farmacológico

- **Depresión:** algunos antipsicóticos (quetiapina, lurasidona, cariprazina) tienen eficacia antidepresiva. ISRS puedenusarse con precaución.
- **Ansiedad:** benzodiacepinas en fase aguda; preferir psicoterapia a largo plazo.
- **TOC:** ISRS en combinación con antipsicótico.
- **Sustancias:** programas integrados de deshabituación + tratamiento antipsicótico.

No farmacológico

- **Terapia cognitivo-conductual** para depresión y ansiedad.
- **Psicoeducación familiar** para reconocer recaídas y síntomas afectivos.

- **Intervenciones integradas en adicciones.**
- **Programas de prevención del suicidio.**

Ejemplo clínico

Juan, de 30 años, tratado por esquizofrenia con buen control de las alucinaciones, comienza a mostrar **apatía profunda, tristeza y pensamientos suicidas**. Su familia piensa que "vuelve a enfermar", pero en realidad presenta un **episodio depresivo pospsicótico**. Se beneficia de un ajuste farmacológico y terapia cognitivo-conductual, logrando estabilizar su estado de ánimo y reducir el riesgo suicida.

10.7 Conclusiones

Los síntomas afectivos y las comorbilidades psiquiátricas son **la regla más que la excepción** en la esquizofrenia. Su reconocimiento es vital para prevenir recaídas, reducir el riesgo suicida y mejorar la calidad de vida.

En la esquizofrenia no solo existen delirios, alucinaciones o falta de motivación: muchas personas también presentan **síntomas afectivos**, como depresión, ansiedad o incluso momentos de euforia parecidos a la manía. Además, es muy común que aparezcan **otros trastornos junto con la esquizofrenia**, como depresión mayor, trastornos de ansiedad, obsesiones y compulsiones, o problemas de consumo de sustancias como cannabis y alcohol. Estas combinaciones hacen que el diagnóstico sea más difícil y que la vida de la persona se complique aún más, aumentando la discapacidad y el **riesgo de suicidio**. El tratamiento requiere no solo controlar la psicosis con antipsicóticos, sino también atender los síntomas afectivos con terapias psicológicas, antidepresivos en algunos casos, programas para dejar las adicciones y un fuerte apoyo familiar. En resumen, **tratar la esquizofrenia implica mirar más allá de las voces y delirios, atendiendo también la tristeza, la ansiedad y las adicciones** que suelen acompañarla, porque estas son las que más influyen en el bienestar y en la calidad de vida del paciente.

Mensaje clave: Tratar la esquizofrenia no es solo controlar delirios y alucinaciones; es atender también la depresión, la ansiedad, las adicciones y el sufrimiento emocional que acompañan al trastorno (figura 10).

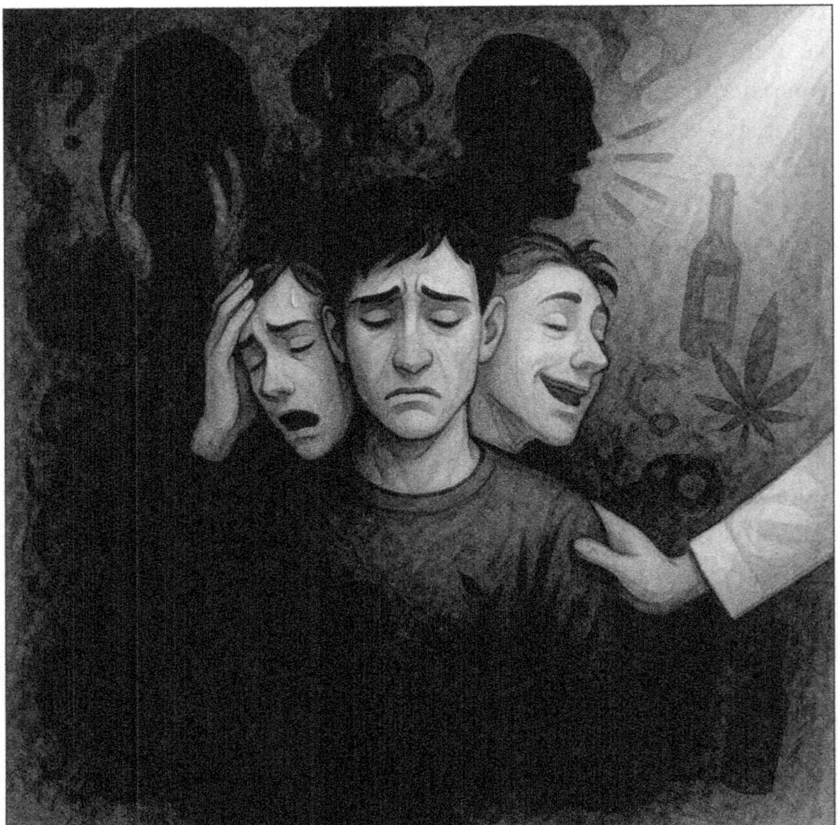

Figura 10. Más allá de los delirios y alucinaciones: la esquizofrenia suele incluir depresión, ansiedad, euforia y adicciones: luchas ocultas que afectan profundamente el bienestar y la recuperación.

CAPÍTULO 11
Curso clínico: esquizofrenia temprana, crónica y resistente

11.1 Introducción

La esquizofrenia no es una enfermedad estática, sino un **trastorno de curso variable** que evoluciona a lo largo de los años. Comprender sus diferentes trayectorias —desde los primeros episodios hasta los casos resistentes al tratamiento— es esencial para **planificar estrategias terapéuticas personalizadas** y anticipar la carga funcional.

11.2 Esquizofrenia temprana (primeros episodios psicóticos)

- **Fase prodrómica:** síntomas inespecíficos como retraimiento social, baja motivación, ansiedad, alteraciones del sueño, bajo rendimiento escolar.
- **Primer episodio psicótico (PEP):** aparición brusca de delirios y/o alucinaciones, generalmente entre los 15 y 25 años.
- **Importancia de la detección temprana:** cuanto menor es la duración de la psicosis no tratada (DUP), mejor es el pronóstico funcional.
- **Intervenciones clave:** antipsicóticos en dosis mínimas eficaces, psicoeducación, apoyo familiar, programas de **intervención temprana en psicosis (EIP)**.

11.3 Curso crónico

- **Evolución a largo plazo:** después de los primeros años, muchos pacientes desarrollan síntomas negativos y cognitivos persistentes.

- **Fluctuaciones:** períodos de exacerbación psicótica intercalados con remisiones parciales.

- **Impacto funcional:** discapacidad social y laboral marcada.

- **Factores de mejor pronóstico:** inicio agudo, buen funcionamiento previo, apoyo familiar, adherencia al tratamiento.

- **Factores de mal pronóstico:** inicio insidioso, síntomas negativos predominantes, abuso de sustancias, pobre adherencia.

11.4 Esquizofrenia resistente al tratamiento (TRS)

- **Definición:** falta de respuesta a **dos antipsicóticos diferentes** en dosis y tiempo adecuados.

- **Prevalencia:** 20–30 % de lospacientes.

- **Clínica:** persistencia de síntomas positivos, con deterioro progresivo.

- **Manejo:**
    - **Clozapina** es el tratamiento de elección.
    - Estrategias combinadas: otros antipsicóticos, terapia electroconvulsiva (TEC) en casos seleccionados, TMS experimental.
    - Rehabilitación cognitiva y psicosocial intensiva.

11.5 Trayectorias clínicas heterogéneas

- **Recuperación completa:** minoría, con reinserción laboral y social.

- **Curso episódico:** recaídas intermitentes, con períodos de estabilidad.

- **Curso crónico-progresivo:** síntomas persistentes, discapacidad acumulativa.

- **Resistente grave:** síntomas refractarios a múltiples tratamientos.

11.6 Implicaciones terapéuticas

- El **seguimiento longitudinal** es esencial: el diagnóstico temprano no basta, se requiere ajuste continuo.

- Identificar la **trayectoria individual** permite ajustar expectativas y planes de rehabilitación.
- La **psiquiatría de precisión** busca usar biomarcadores, neuroimagen y farmacogenética para predecir qué pacientes serán resistentes y adaptar terapias de forma temprana.

Ejemplo clínico

Lucía, de 19 años, presenta su primer episodio psicótico y es diagnosticada con esquizofrenia. Tras tratamiento temprano y apoyo familiar, logra estabilizarse y continuar estudios. En contraste, Miguel, de 32 años, con múltiples hospitalizaciones y fracaso a dos antipsicóticos, cumple criterios de esquizofrenia resistente y requiere inicio de clozapina, junto con un programa comunitario de rehabilitación.

11.7 Conclusiones

El curso de la esquizofrenia es **heterogéneo**: algunos pacientes logran buena recuperación, otros evolucionan hacia formas crónicas y un grupo significativo desarrolla resistencia al tratamiento. La clave clínica es reconocer de manera temprana las trayectorias, reducir la duración de la psicosis no tratada y ofrecer intervenciones personalizadas e integrales.

El **curso de la esquizofrenia** no es igual en todas las personas. Algunos comienzan con señales de advertencia como aislamiento social, ansiedad o bajo rendimiento escolar (fase prodrómica) y después presentan un **primer episodio psicótico** con delirios o alucinaciones. Si el tratamiento se inicia pronto, las posibilidades de recuperación son mucho mejores. Con el tiempo, algunos desarrollan un **curso crónico**, en el que los síntomas positivos mejoran pero permanecen los problemas negativos y cognitivos, lo que dificulta la vida diaria y el trabajo. Alrededor de **1 de cada 4 pacientes** no responde bien a los medicamentos habituales y desarrolla **esquizofrenia resistente al tratamiento**, que requiere atención especial con clozapina y rehabilitación intensiva. Cada trayectoria es distinta: algunos logran recuperarse y vivir de manera independiente, otros presentan episodios intermitentes, y algunos sufren síntomas persistentes. La clave es la **detección temprana, el seguimiento continuo y un tratamiento personalizado**, lo que mejora mucho el pronóstico y la calidad de vida.

Mensaje clave: Cada paciente con esquizofrenia tiene una trayectoria distinta; anticipar el curso clínico permite mejorar el pronóstico y la calidad de vida (figura 11).

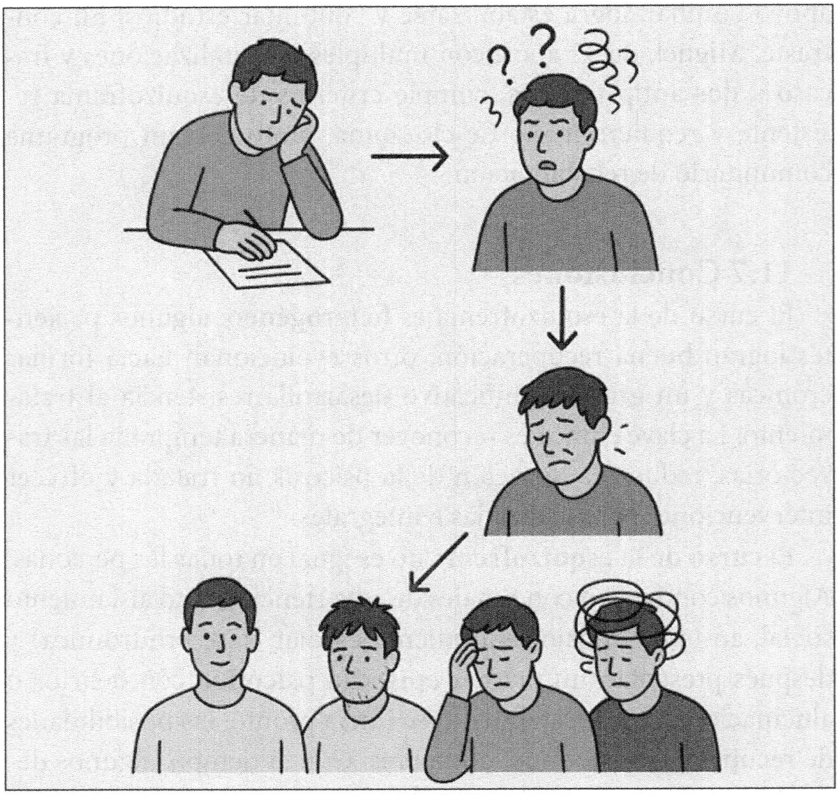

Figura 11. Trayectoria clínica de la esquizofrenia: desde los primeros signos hasta posibles desenlaces. Cada camino es único y puede mejorar con intervención temprana y tratamiento personalizado. La esquizofrenia no sigue un curso único. Esta imagen ilustra distintas etapas y posibles desenlaces, lo que subraya la importancia del diagnóstico temprano y el seguimiento continuo.

PARTE III
Diagnóstico y evaluación

CAPÍTULO 12
Criterios diagnósticos: DSM-5 y CIE-11

12.1 Introducción

El diagnóstico de la esquizofrenia depende de **criterios clínicos establecidos internacionalmente**. Los dos sistemas más utilizados son:

- **DSM-5 (Manual Diagnóstico y Estadístico de los Trastornos Mentales, quinta edición)** de la American Psychiatric Association.
- **CIE-11 (Clasificación Internacional de Enfermedades, oncena edición)** de la Organización Mundial de la Salud.

Ambos buscan estandarizar el diagnóstico, pero presentan **diferencias en duración, subtipos y énfasis clínico.**

12.2 DSM-5: criterios diagnósticos de esquizofrenia

Criterio A: síntomas nucleares

Se requieren **≥2 de los siguientes**, presentes durante al menos 1 mes (y al menos uno debe ser 1, 2 o 3):

1- Delirios.

2- Alucinaciones.

3- Lenguaje desorganizado.

4- Conducta desorganizada o catatónica.

5- Síntomas negativos (abulia, alogia, afecto plano).

Criterio B: disfunción social/laboral

El nivel de funcionamiento en trabajo, relaciones o autocuidado está claramente deteriorado.

Criterio C: duración

Persisten signos continuos de la alteración por al menos **6 meses** (incluyendo 1 mes de síntomas de fase activa).

Criterio D: exclusión

El cuadro no se explica mejor por:

- Trastorno esquizoafectivo o bipolar con síntomas psicóticos.
- Efectos de sustancias o enfermedades médicas.

Criterio E: si hay historia de TEA

Solo se diagnostica esquizofrenia si aparecen delirios o alucinaciones claras durante al menos 1 mes.

El DSM-5 eliminó los **subtipos clásicos** (paranoide, hebefrénico, catatónico, indiferenciado, residual) por su **baja validez clínica.**

12.3 CIE-11: criterios diagnósticos de esquizofrenia

Síntomas principales

Presencia de uno o más de los siguientes, durante **al menos 1 mes**:

- Delirios.
- Alucinaciones.
- Lenguaje desorganizado.
- Conducta muy desorganizada o catatónica.
- Síntomas negativos marcados.
- Alteraciones significativas en la experiencia del yo (ej. pasividad, pérdida de agencia).

Características clave de la CIE-11

- Requiere **síntomas nucleares persistentes ≥1 mes** (menos exigente que el DSM-5).
- Se centra en **síntomas clínicos actuales**, sin necesidad de especificar deterioro funcional prolongado.
- Introduce un énfasis mayor en **experiencias subjetivas del yo** y en la **dimensionalidad de síntomas** (positivos, negativos, cognitivos, afectivos, motores).
- Reconoce la **heterogeneidad clínica** y la coexistencia de síntomas de distintos dominios.

12.4 Comparación entre DSM-5 y CIE-11

Aspecto	DSM-5	CIE-11
Duración mínima	6 meses (incluyendo prodrómica y residual)	1 mes
Subtipos	Eliminados	No existen, pero se describen dominios dimensionales
Requisito funcional	Sí, deterioro social/laboral	No es requisito explícito
Enfoque	Categórico, basado en criterios operativos	Dimensional, con énfasis en la fenomenología
Uso	Predomina en Estados Unidos	Predomina en Europa y países de la OMS

12.5 Limitaciones de los sistemas diagnósticos

- Basados en **síntomas clínicos**, sin biomarcadores objetivos.

- Heterogeneidad: dos pacientes pueden cumplir criterios con síntomas muy diferentes.

- No siempre predicen respuesta al tratamiento ni pronóstico.

- Riesgo de **estigmatización** al usar etiquetas categóricas.

12.6 Hacia un diagnóstico del futuro

- **Modelos dimensionales:** evaluar síntomas en un continuo en lugar de categorías rígidas.

- **Integración con biomarcadores:** neuroimagen, genética, neurofisiología.

- **Psiquiatría de precisión:** subtipar pacientes según neurobiología y respuesta a tratamientos.

- **Narrativa clínica:** incluir la experiencia subjetiva del paciente como parte central del diagnóstico.

Ejemplo clínico

Ana, de 22 años, presenta delirios persecutorios y alucinaciones auditivas durante 2 meses. Cumple criterios de **CIE-11** (≥1 mes), pero no de **DSM-5**, ya que no alcanza los 6 meses requeridos. El diagnóstico temprano con CIE-11 permite iniciar tratamiento antes de que la enfermedad se cronifique.

12.7 Conclusiones

El diagnóstico de esquizofrenia requiere una **mirada crítica y flexible**: DSM-5 aporta criterios más estrictos, mientras que CIE-11 ofrece un enfoque más breve y dimensional. Ninguno es perfecto, pero ambos ayudan a estandarizar la práctica clínica. El futuro apunta hacia **sistemas integrados**, donde los criterios fenomenológicos se combinen con biomarcadores y se adapten al contexto cultural y vital de cada paciente.

El diagnóstico de la esquizofrenia se basa en dos sistemas internacionales principales: el **DSM-5** y la **CIE-11**. Ambos describen la enfermedad a partir de síntomas clave como **delirios, alucinaciones, lenguaje o conducta desorganizada y síntomas negativos** (falta de motivación o afectividad plana). El DSM-5 exige que los síntomas duren al menos **6 meses** y que exista deterioro social o laboral, mientras que la CIE-11 es menos estricta y requiere solo **1 mes** de síntomas principales. El DSM-5 se usa sobre todo en Estados Unidos, mientras que la CIE-11 es el estándar en la mayoría de países a través de la Organización Mundial de la Salud. Ninguno de los dos es perfecto, porque se basan únicamente en la observación clínica y no en pruebas biológicas, pero son herramientas útiles para estandarizar el diagnóstico. En el futuro, la psiquiatría buscará combinar estos criterios con **biomarcadores, neuroimagen, genética y la experiencia subjetiva del paciente**, logrando diagnósticos más precisos y menos estigmatizantes.

Mensaje clave: El diagnóstico no es una etiqueta definitiva, sino una herramienta clínica para guiar el tratamiento y la recuperación (figura 12).

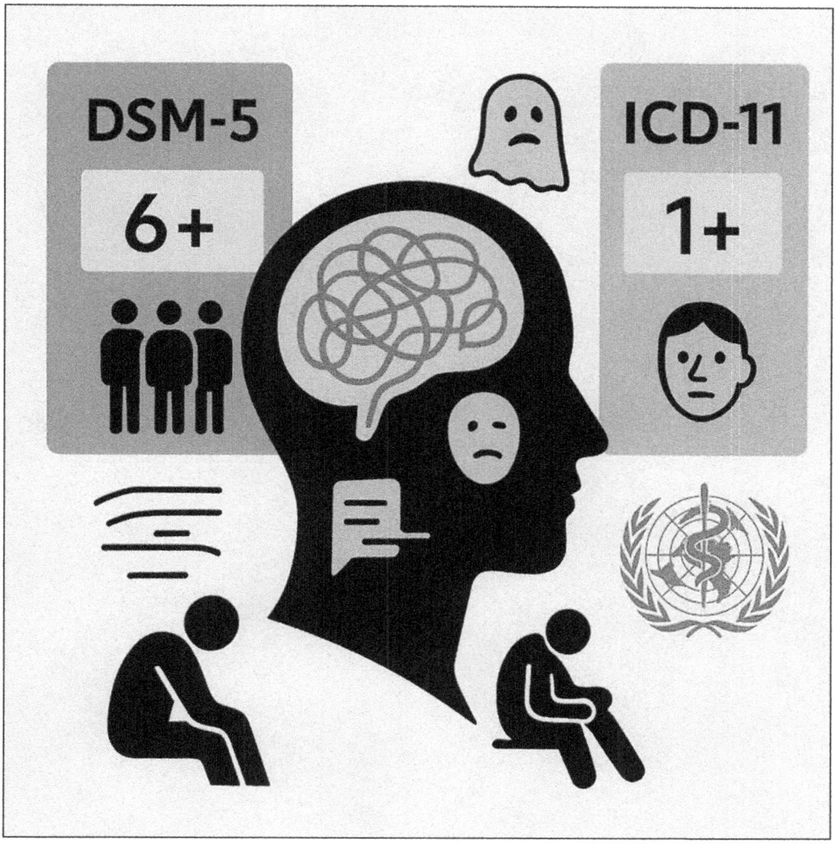

Figura 12. Ilustración conceptual del diagnóstico de la esquizofrenia según los criterios DSM-5 y CIE-11. Se representan los síntomas clave, la duración requerida para el diagnóstico y la evolución futura hacia métodos más integradores y precisos.

CAPÍTULO 13
Evaluación clínica y diagnóstico diferencial (bipolaridad, autismo, demencias, TDAH)

13.1 Introducción

El diagnóstico de la esquizofrenia no se limita a aplicar criterios formales (DSM-5 o CIE-11), sino que exige una **evaluación clínica exhaustiva**. El reto principal no es solo confirmar la presencia de psicosis, sino **diferenciarla de otros trastornos psiquiátricos y neurológicos** que pueden presentar síntomas similares. La evaluación adecuada requiere una **historia clínica detallada, entrevista con familiares, exploración psicopatológica minuciosa y uso de escalas estandarizadas**.

13.2 Elementos clave de la evaluación clínica

- **Historia psiquiátrica y médica completa:** edad de inicio, antecedentes familiares, consumo de sustancias, evolución de síntomas.
- **Entrevista clínica estructurada:** evaluar delirios, alucinaciones, síntomas negativos y cognitivos.
- **Exploración física y neurológica:** descartar epilepsia, tumores, encefalitis autoinmune.
- **Pruebas complementarias:** laboratorio (hormonas tiroideas, vitamina B12, VIH, sífilis), neuroimagen (RMN), EEG en sospecha de epilepsia temporal.
- **Escalas clínicas:** PANSS, BPRS, SANS/SAPS, CGI-S.

13.3 Diagnóstico diferencial con otros trastornos

A. Trastorno bipolar con síntomas psicóticos

- **Similitudes:** delirios y alucinaciones en fases maníacas o depresivas.

- **Diferencias:** en bipolaridad, los síntomas psicóticos aparecen **solo durante episodios afectivos**. En esquizofrenia, la psicosis puede existir sin alteración del ánimo.

- **Claves clínicas:** historia de fases claras de manía/hipomanía, curso episódico.

- **Ejemplo:** un paciente que durante un episodio de manía cree ser un "enviado divino" → bipolaridad con psicosis.

B. Trastorno del espectro autista (TEA)

- **Similitudes:** retraimiento social, lenguaje desorganizado, afecto plano.

- **Diferencias:** en TEA los síntomas aparecen desde la infancia, sin delirios ni alucinaciones típicas.

- **Claves clínicas:** historia de desarrollo, presencia de estereotipias y dificultades socialesdesde la niñez.

- **Ejemplo:** un joven con autism que evita contacto social no presenta psicosis, a menos que haya delirios o alucinaciones superpuestas.

C. Demencias (ej. alzhéimer, demencia frontotemporal)

- **Similitudes:** deterioro cognitivo, cambios conductuales, desorganización.

- **Diferencias:** endemencias, el **inicio es tardío**, con pérdida progresiva de memoria y orientación. En esquizofrenia, el inicio suele ser en la juventud.

- **Claves clínicas:** evolución progresiva, hallazgos en neuroimagen, déficit de magnesio temprano en el alzhéimer.

- **Ejemplo:** una mujer de 70 años que comienza con desorientación y olvido severo → más probable demencia.

D. TDAH (Trastorno por déficit de atención e hiperactividad)

- **Similitudes:** problemas de atención, impulsividad, bajo rendimiento escolar.

- **Diferencias:** en TDAH no hay delirios ni alucinaciones; los problemas atencionales son estables desde la infancia.
- **Claves clínicas:** historia de inicio en la niñez, ausencia de síntomas psicóticos.
- **Ejemplo:** un adolescente distraído y olvidadizo desde primaria probablemente tiene TDAH, no esquizofrenia.

E. Trastornos inducidos por sustancias

- **Similitudes:** alucinaciones, paranoia, conducta desorganizada.
- **Diferencias:** relación temporal con consumo (cannabis, cocaína, anfetaminas, alucinógenos).
- **Claves clínicas:** inicio agudo tras consumo, resolución al suspender la sustancia.
- **Ejemplo:** psicosis inducida por cannabis en adolescentes predispuestos genéticamente.

13.4 Herramientas de apoyo en el diagnóstico

- **Neuroimagen:** descarta lesiones estructurales.
- **Pruebas neuropsicológicas:** distinguen deterioro esquizofrénico vs. demencial.
- **Marcadores inmunológicos:** sospecha de encefalitis autoinmune (anticuerpos NMDA).
- **Entrevistas familiares:** clave para identificar curso longitudinal y diferencias con bipolaridad o autismo.

13.5 Relevancia clínica del diagnóstico diferencial

Un error diagnóstico puede llevar a tratamientos inadecuados:

- Tratar como esquizofrenia un **bipolar con psicosis** puede dejar sin estabilizadores del ánimo.
- Confundir esquizofrenia con **demencia** puede retrasar intervenciones neurodegenerativas.
- Diagnosticar esquizofrenia en un **TDAH** puede llevar a sobremedicación innecesaria.

Ejemplo clínico

Pedro, de 21 años, presenta alucinaciones auditivas y aislamiento social. Al principio se sospecha esquizofrenia, pero la historia revela consume diario de cannabis desde los 15 años, con mejoría parcial al suspenderlo. En realidad, se trata de una **psicosis inducida por sustancias**, no de esquizofrenia primaria.

13.6 Conclusiones

El diagnóstico de esquizofrenia exige **descartar cuidadosamente otras condiciones** que imitan sus síntomas. El clínico debe integrar historia, exploración, escalas y pruebas complementarias, siempre considerando el contexto vital del paciente.

Mensaje clave: No todo lo que parece esquizofrenia lo es. El diagnóstico diferencial es la base de un tratamiento correcto y una vida con mayor calidad para el pacientes (figura 13).

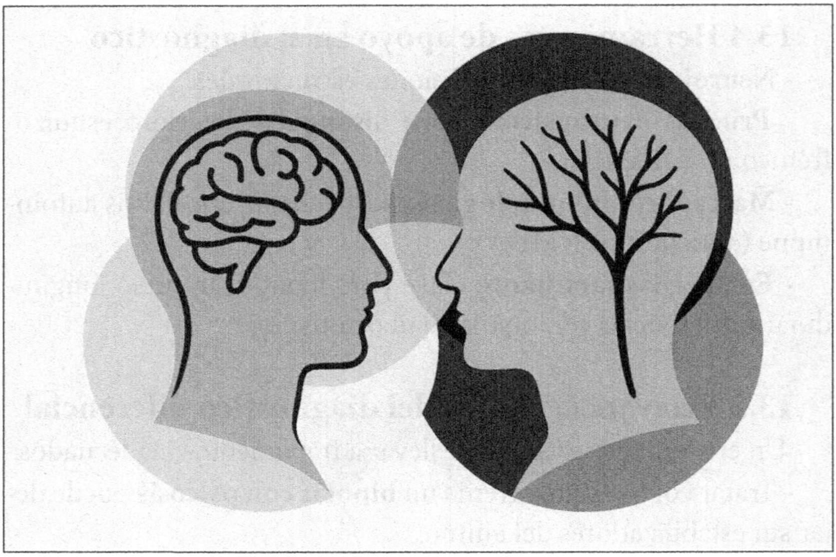

Figura 13. La esquizofrenia comparte fronteras difusas con otros trastornos —bipolaridad, autismo, demencia, TDAH o psicosis inducidas por sustancias—, y el arte del diagnóstico clínico consiste en aprender a mirar más allá de la superficie, diferenciando lo que se parece pero no es, para guiar cada vida hacia el tratamiento correcto y la comprensión profunda de su singular trayectoria.

CAPÍTULO 14
Escalas clínicas en esquizofrenia (PANSS, BPRS, SANS, SAPS, CGI-S)

14.1 Introducción

La evaluación clínica de la esquizofrenia no puede limitarse a la impresión subjetiva del médico. Para lograr un diagnóstico preciso y un seguimiento confiable, se han desarrollado **escalas estandarizadas** que permiten medir de manera cuantitativa la gravedad de los síntomas positivos, negativos, cognitivos y afectivos. Estas herramientas son esenciales tanto en la **práctica clínica diaria** como en la **investigación científica**, ya que garantizan comparabilidad entre pacientes, servicios y ensayos clínicos.

14.2 Principales escalas clínicas

PANSS (*Positive and Negative Syndrome Scale*)

- Evalúa síntomas positivos, negativos y generales.
- Estándar oro en investigación y ensayos clínicos.
- Escala de 30 ítems, puntuada de 1 a 7.

BPRS (*Brief Psychiatric Rating Scale*)

- Más breve que la PANSS (18 ítems).
- Útil para evaluar psicosisen general.
- Incluye ítems de ansiedad y depresión, además de psicosis.

SANS (*Scale for the Assessment of Negative Symptoms*)

- Se centra en síntomas negativos: abulia, anhedonia, alogia, afecto plano.
- Importante en la evaluación funcional a largo plazo.

SAPS (*Scale for the Assessment of Positive Symptoms*)

- Evalúa delirios, alucinaciones, desorganización y conducta bizarra.
- Complementaria de la SANS.

CGI-S (*Clinical Global Impression-Severity*)

- Escala rápida de impresión global de gravedad (1 a 7).
- Muy útil en clínica cotidiana para seguimiento longitudinal.

14.3 Limitaciones de las escalas

- Requieren entrenamiento para aplicarse correctamente.
- No captan toda la complejidad subjetiva del paciente.
- Pueden ser influenciadas por sesgos culturales y de observador.
- No siempre reflejan calidad de vida o funcionalidad real.

14.4 Hacia nuevas evaluaciones

- **Escalas dimensionales** que integran síntomas positivos, negativos, cognitivos y afectivos.
- **Herramientas digitales:** apps móviles, sensores, inteligencia artificial para monitoreo continuo.
- **Patient-reported outcomes (PRO):** autoevaluaciones del propio pacientes sobre su bienestar.

Ejemplo clínico

Marcos, de 25 años, inicia tratamiento tras un primer episodio psicótico. Su médico aplica la **PANSS**, obteniendo puntajes altos en alucinaciones y delirios. Tras 3 meses de tratamiento, los puntajes disminuyen significativamente, lo que permite objetivar la mejoría y justificar ajustesen la medicación.

14.5 Conclusiones

Las escalas clínicas son herramientas indispensables para **objetivar la evolución de la esquizofrenia**. Aunque no sustituyen la mirada integral del clínico, aportan precisión, permiten comparer tratamientos y ayudan a documentar la recuperación del paciente.

Mensaje clave: lo que no se mide, no se puede mejorar; las escalas permiten transformar la experiencia clínica en datos comparables y útiles para el progreso del paciente.

Resumen simplificado (para pacientes y familias)

En la esquizofrenia, los médicos no solo escuchan lo que dice el paciente: también usan **escalas clínicas**, que son como "reglas de medición" para saber cuán graves son los síntomas. Algunas escalas miden los delirios y las alucinaciones (síntomas positivos), otras la falta de motivación o de emociones (síntomas negativos), y otras dan una visión global del estado del paciente. Gracias a estás escalas, los médicos pueden ver si el tratamiento funciona y comparer mejoras de un mes a otro. Aunque no son perfectas, ayudan a dar más precisión y a seguir la evolución de la enfermedad de forma clara y objetiva (figura 14).

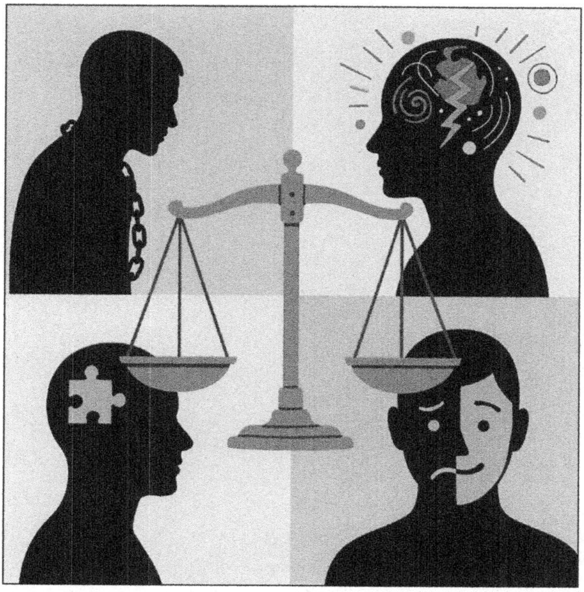

Figura 14. Las escalas clínicas permiten equilibrar y medir lo invisible: los síntomas positivos, negativos, cognitivos y afectivos que conforman la esquizofrenia.

CAPÍTULO 15
Herramienta clínica: E-DNP-21 para esquizofrenia

15.1 Introducción

El *Dominant Neurochemical Profile–21 Questions* (DNP-21), adaptado para esquizofrenia como **E-DNP-21**, representa un **instrumento de evaluación clínica novedoso** diseñado para explorar el **perfil neuroquímico predominante** en cada paciente. Su objetivo es complementar los criterios diagnósticos tradicionales y las escalas psicométricas, integrando un enfoque de **neurobiología aplicada** a la práctica psiquiátrica.

Mientras las escalas como PANSS o BPRS cuantifican la severidad de síntomas, el E-DNP-21 busca **identificar qué neurotransmisores están desbalanceados en el paciente**, lo que permite un tratamiento más **personalizado y dirigido**.

15.2 Fundamentos neuroquímicos

El E-DNP-21 se basa en el modelo expandido de **12 neurotransmisores clave** implicados en la esquizofrenia:

- **Dopamina** (hiperactividad mesolímbica → síntomas positivos; hipoactividad mesocortical → cognitivos).
- **Glutamato** (hipofunción NMDA).
- **GABA** (déficit inhibitorio en interneuronas).
- **Serotonina** (5-HT2A y 5-HT1A implicados en percepción y afectividad).
- **Noradrenalina** (hiperactividad y ansiedad).
- **Acetilcolina** (déficits en memoria y atención).

- **Histamina**, **adenosina**, **endocannabinoides**, **oxitocina**, **vasopresina**, **peptidesopioides** → moduladores adicionales del cuadro clínico.

15.3 Estructura del E-DNP-21

21 ítems estructurados, organizados en dominios:

Síntomas positivos (percepción, creencias, pensamiento).

Síntomas negativos (motivación, placer, afecto).

Cognición (atención, memoria, organización).

Regulación afectiva y ansiedad.

Experiencia subjetiva del yo.

Cada respuesta se vincula con un **perfil neuroquímico probable**, lo que facilita la correlación clínica.

15.4 Utilidad clínica

Personalización del tratamiento: orienta hacia antipsicóticos más dopaminérgicos, serotoninérgicos o glutamatérgicos según el perfil.

Complemento diagnóstico: ayuda a diferenciar síntomas negativos vs. depresión.

Monitoreo longitudinal: permite observer cambios neuroquímicos a lo largo del tratamiento.

Aplicación rápida: 10–15 minutos en consulta clínica.

Ejemplo clínico

Sofía, de 27 años, diagnosticada con esquizofrenia, presenta alucinaciones auditivas persistentes y ansiedad marcada. En el **E-DNP-21**, puntúa alto en items relacionados con **dopamina mesolímbica** y **noradrenalina**, lo que orienta a utilizar un antipsicótico con afinidad dopaminérgica y un ansiolítico adyuvante.

15.5 Limitaciones y futuro

Aún en validación clínica; requiere estudios multicéntricos.

No sustituye escalas clásicas, sino que las complementa.

Potencial de integración con **inteligencia artificial** para predecir respuestas farmacológicas.

Posible adaptación digital con aplicaciones móviles y autorreporte del paciente.

15.6 Conclusiones

El E-DNP-21 introduce un **cambio de paradigma** en la evaluación de la esquizofrenia: pasa de describir síntomas a **mapear perfiles neuroquímicos**, acercando la psiquiatría clínica a la **personalización real del tratamiento**.

Mensaje clave: el E-DNP-21 no reemplaza los criterios diagnósticos, pero añade una brújula neurobiológica que guía hacia terapias más precisas y humanas (figura 15).

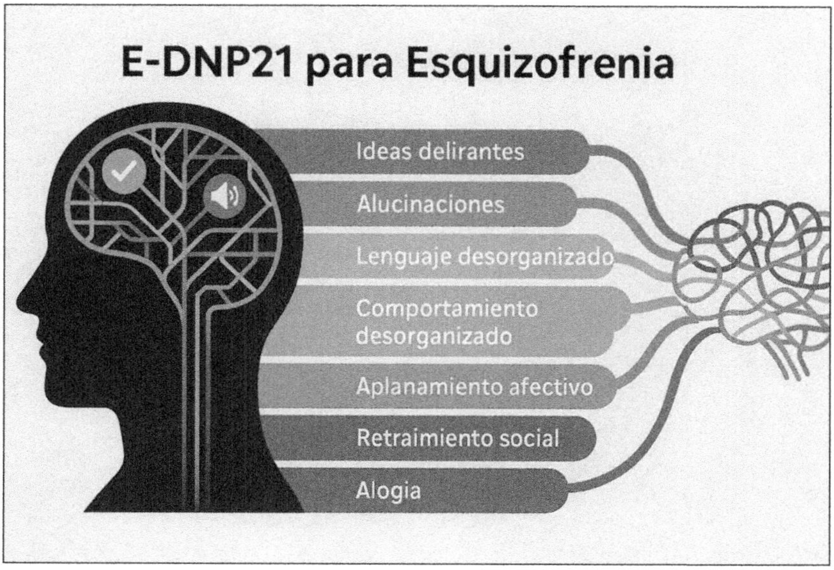

Figura 15. El E-DNP-21 ilumina el mapa neuroquímico de la esquizofrenia, transformando síntomas en perfiles que guían hacia un tratamiento más humano y personalizado.

CAPÍTULO 16
Neuroimagen, biomarcadores y farmacogenética en la esquizofrenia

16.1 Introducción

Durante gran parte del siglo XX la esquizofrenia fue diagnosticada y tratada únicamente a partir de **síntomas observables**: delirios, alucinaciones, afecto plano, conductas extrañas. Sin embargo, la revolución en neurociencias ha abierto la puerta a **medir lo invisible**: la actividad cerebral, los procesos bioquímicos y la huella genética que predisponen y modulan la enfermedad.

La integración de **neuroimagen avanzada, biomarcadores biológicos y farmacogenética** ha transformado la esquizofrenia en un campo pionero de la **psiquiatría de precisión**, donde ya no basta con clasificar síntomas, sino que buscamos entender **qué sucede en el cerebro y el organismo de cada paciente** para ofrecer terapias personalizadas.

16.2 Neuroimagen en la esquizofrenia

La neuroimagen ha permitido demostrar que la esquizofrenia no es un "trastorno invisible", sino que deja huellas en la estructura y función cerebral:

- **Resonancia Magnética Estructural (RMN):**
    - Reducción de volumen en corteza prefrontal dorsolateral, hipocampo y cíngulo anterior.
    - Aumento de volumen ventricular, hallazgo replicado en numerosos estudios.

- **Resonancia Magnética Funcional (fMRI):**
  - Hipofrontalidad: reducción de la activación prefrontal en tareas de memoria y atención.
  - Alteracionesen la **red de saliencia** (corteza insular, cíngulo anterior), que explican la dificultad para discriminar qué estímulos son relevantes.
  - Hiperconectividad límbica: explica la atribución anómala de significado a experiencias neutras.
- **DTI (Imagen por Tensor de Difusión):**
  - Disrupción de la conectividad de sustancia blanca, en particular del fascículo uncinado (conexión frontal-temporal) y el cíngulo.
- **PET y SPECT:**
  - Hiperactividad dopaminérgica estriatal (base de la hipótesis dopaminérgica clásica).
  - Alteraciones en receptores glutamatérgicos (NMDA) y GABAérgicos, confirmando la visión de la esquizofrenia como un trastorno de redes sinápticas más que de un solo neurotransmisor.

La imagen cerebral, aunque aún no es diagnóstica en el individuo, permite identificar **patrones grupales robustos** y constituye una base para futuros biomarcadores clínicos.

16.3 Biomarcadores biológicos

Los biomarcadores son **señales biológicas objetivas** que reflejan procesos patológicos:

- **Inflamación:** aumento de IL-6, TNF-α, CRP → sugieren que la esquizofrenia tiene un componente inflamatorio sistémico y cerebral.
- **Estrés oxidativo:** déficit de antioxidantes (glutatión), con exceso de radicales libres → asociado a daño neuronal y síntomas cognitivos.

- **Neurodesarrollo y metabolismo:** alteraciones en aminoácidos (serina, glicina, glutamato) y lípidos cerebrales implicados en la plasticidad sináptica.

- **Electrofisiología:** potenciales evocados P300 reducidos, alteraciones en oscilaciones gamma → reflejo de fallas en la sincronización neuronal.

LCR (líquido cefalorraquídeo): hallazgo de anticuerpos anti-NMDA en casos de **encefalitis autoinmune**, que puede confundirse con esquizofrenia primaria.

Estos biomarcadores refuerzan la idea de la esquizofrenia como un **síndrome multifactorial,** donde inflamación, metabolismo y conectividad cerebral convergen.

16.4 Farmacogenética en la esquizofrenia

La farmacogenética estudia cómo la variación genética individual influye en la respuesta a fármacos. En esquizofrenia, se ha convertido en un **campo crucial para evitar tratamientos ineficaces o tóxicos**:

- **CYP2D6 y CYP3A4:** enzimas del citocromo P450 que metabolizan la mayoría de antipsicóticos. Variantes genéticas determinan si un paciente es metabolizador ultrarrápido (fármacos ineficaces) o lento (alto riesgo de toxicidad).

- **DRD2 (receptor dopaminérgico D2):** variantes genéticas asociadas a sensibilidad diferencial a antipsicóticos.

- **COMT (catecol-O-metiltransferasa):** polimorfismos que afectan la degradación de dopamina en la corteza prefrontal, modulando funciones cognitivas.

- **HTR2A (receptor serotoninérgico):** polimorfismos que modifican respuesta a antipsicóticos atípicos.

- **MTHFR (metabolismo del folato):** asociado a peor respuesta global y mayor deterioro cognitivo en ciertos pacientes.

Hoy existen **paneles genómicos clínicos** que permiten anticipar qué pacientes responderán mejor a ciertos fármacos, reduciendo la estrategia de "ensayo y error" en psiquiatría.

16.5 Aplicaciones clínicas actuales

Aunque aún no reemplazan la entrevista clínica, estás herramientas ya se aplican en la práctica:

- La **neuroimagen** descarta causas orgánicas y sugiere patrones de riesgo.
- Los **biomarcadores inflamatorios** permiten identificar subtipos de pacientes que podrían beneficiarse de antiinflamatorios adyuvantes.
- La **farmacogenética** ya se usa para ajustar dosis y evitar efectos adversos graves.

El futuro inmediato será la combinación de estás areas en **plataformas integradas** que guíen decisiones en tiempo real.

Ejemplo clínico

Carolina, 23 años, diagnosticada con esquizofrenia resistente. Una RM funcional revela hipoactividad prefrontal y un panel genético muestra que es metabolizadora ultrarrápida de **CYP2D6**, lo que explica la falta de respuesta a dos antipsicóticos convencionales. Se inicia clozapina ajustada a su perfil metabólico, logrando mejoría clínica significativa.

16.6 Conclusiones

La neuroimagen, los biomarcadores y la farmacogenética nos permiten **ir más allá de la fenomenología clínica** hacia una **psiquiatría de precisión**. No sustituyen aún el diagnóstico, pero añaden información que permite:

- Reducir la duración de tratamientos ineficaces.

- Identificar subgrupos biológicos dentro de la esquizofrenia.
- Anticipar riesgos y personalizar intervenciones.

Mensaje clave: el futuro de la esquizofrenia no será solo clínico, sino **biopsiconeurogenético**, integrando cerebro, biología y contexto individual en un mismo mapa diagnóstico-terapéutico (figura 16).

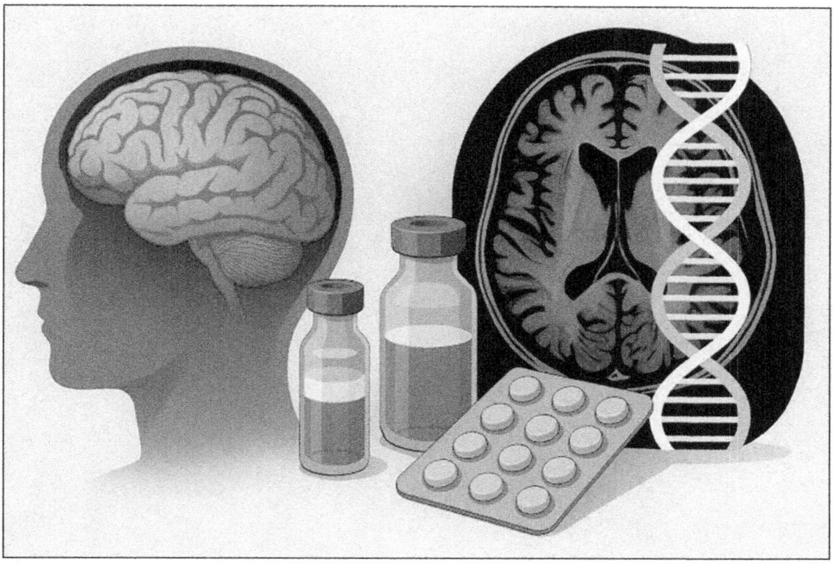

Figura 16. La ciencia de la esquizofrenia se escribe hoy en tres lenguajes: imagen cerebral, biomarcadores biológicos y genética farmacológica.

PARTE IV
Tratamiento farmacológico

CAPÍTULO 17
Antipsicóticos típicos: historia, eficacia y limitacionesactuales

17.1 Introducción

Los **antipsicóticostípicos** (o de primera generación) marcaron un antes y un después en la historia de la psiquiatría. Antes de su llegada, los pacientes con esquizofrenia eran tratados en **manicomios**, con terapias rudimentarias y muchas veces inhumanas: *electroshock* sin anestesia, insulinoterapia, lobotomías. Con la introducción de la **clorpromazina** en 1952, la psiquiatría ingresó en la era farmacológica moderna, dando inicio a la posibilidad de tratar la psicosis de manera ambulatoria y reduciendo drásticamente las hospitalizaciones crónicas.

17.2 Historia de los antipsicóticos típicos

- **Clorpromazina (1952, Francia):** descubierta por Henri Laborit como anestésico y luego adaptada a la psiquiatría por Delay y Deniker.
- **Haloperidol (1958, Bélgica):** mayor potencia antidopaminérgica, se convirtió en referencia global en hospitales y emergencias.
- Otros clásicos: **flufenazina, tioridazina, trifluoperazina, perfenazina**.

Estos fármacos consolidaron la **hipótesis dopaminérgica de la esquizofrenia**, al demostrar que el bloqueo de receptores **D2** reducía alucinaciones y delirios.

17.3 Mecanismo de acción

- **Bloqueo de receptores dopaminérgicos D2** en la vía mesolímbica → reducción de síntomas positivos.
- Sin embargo, este mismo bloqueo en otras vías explica sus **efectos secundarios:**
  - Vía nigroestriada → síntomas extrapiramidales (rigidez, distonías, parkinsonismo).
  - Vía tuberoinfundibular → hiperprolactinemia (galactorrea, disfunción sexual).
  - Vía mesocortical → empeoramiento de síntomas negativos y cognitivos.

17.4 Eficacia clínica

- Muy eficaces para controlar **síntomas positivos** (delirios, alucinaciones, agitación).
- Menos útiles, e incluso contraproducentes, para **síntomas negativos y cognitivos**.
- Utilizados en episodios agudos y en control de la psicosiscrónica.
- Haloperidol inyectable sigue siendo una de las opciones más usadas en **urgencias psiquiátricas**.

17.5 Limitaciones y efectos adversos

- **Efectos extrapiramidales (EPS):** parkinsonismo, distonías agudas, discinesia tardía.
- **Hiperprolactinemia:** alteraciones endocrinas y sexuales.
- **Sedación, hipotensión ortostática, efectos anticolinérgicos** (sequedad, estreñimiento).
- **Discinesia tardía:** complicación grave y muchas veces irreversible tras años de uso.

17.6 Vigencia actual

Aunque los antipsicóticos atípicos han desplazado en gran medida a los típicos, estos siguen teniendo un rol clínico:

- En **países en desarrollo**, donde los atípicos son costosos.

- En situaciones de **urgencia psiquiátrica** (haloperidol intramuscular).
- En pacientes que responden mejor a estos fármacos y toleran sus efectos.

Ejemplo clínico

José, de 35 años, ingresa con un episodio psicótico agudo y gran agitación. Se administra **haloperidol intramuscular**, logrando un rápido control de la crisis. Sin embargo, tras semanas de uso, desarrolla rigidez y temblor, lo que obliga a añadir biperideno para controlar los efectos extrapiramidales.

17.7 Conclusiones

Los antipsicóticos típicos fueron la **primera gran revolución terapéutica en psiquiatría**, cambiando el destino de millones de pacientes. No obstante, sus **limitaciones en síntomas negativos y sus efectos adversos** impulsaron el desarrollo de los antipsicóticos atípicos. Hoy su lugar sigue siendo relevante, pero más acotado y con una mirada crítica hacia el balance entre eficacia y tolerancia.

Mensaje clave: los antipsicóticos típicos abrieron la puerta a la psiquiatría moderna, pero recordarnos sus límites es también reconocer la necesidad de terapias más humanas y eficaces (figura 17).

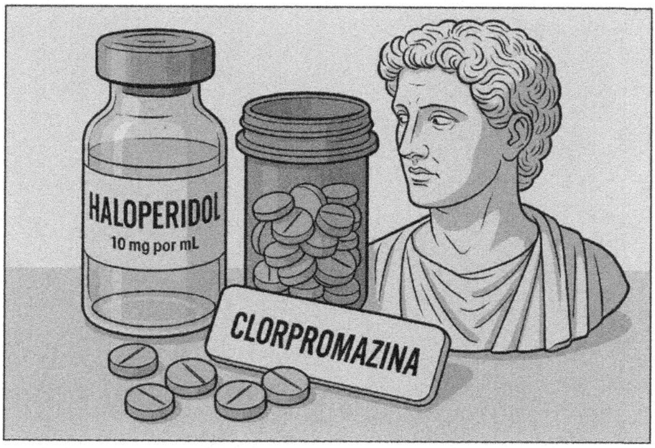

Figura 17. Los antipsicóticos típicos marcaron el inicio de la psiquiatría moderna: una revolución terapéutica que transformó manicomios en tratamientos farmacológicos, pero no sin efectos y limitaciones.

CAPÍTULO 18
Antipsicóticos atípicos: fármacos de primera línea y controversias actuales

18.1 Introducción

La aparición de los **antipsicóticos atípicos** (o de segunda generación) en la década de 1990 representó un cambio de paradigma en el tratamiento de la esquizofrenia. Frente a las limitaciones de los antipsicóticostípicos —eficaces en síntomas positivos, pero con importantes Efectos extrapiramidales—, los atípicos ofrecieron la promesa de **mayor eficacia en síntomas negativos y cognitivos** con **menor riesgo motor**. Sin embargo, con el tiempo surgieron nuevas controversias: Efectos metabólicos, costos elevados y dudas sobre su superioridad real frente a los típicos.

18.2 Mecanismo de acción

- **Antagonismo dual dopamina-serotonina (D2 y 5-HT2A)** → controla síntomas positivos sin bloquear tan intensamente la vía nigroestriada, reduciendo EPS.

- Algunos también actúan sobre receptores **5-HT1A, muscarínicos, histaminérgicos y adrenérgicos**, modulando afectividad, ansiedad y cognición.

- Este perfil más complejo explica sus diferencias clínicas respecto a los típicos.

18.3 Principales fármacos

- **Risperidona:** pionero atípico; buen perfil en síntomas positivos y negativos, pero con riesgo de hiperprolactinemia.

- **Olanzapina:** potente, eficaz en síntomas negativos, pero con alto riesgo metabólico (obesidad, diabetes).

- **Quetiapina:** más sedante, útil en esquizofrenia con insomnio o ansiedad comórbida.
- **Ziprasidona:** perfil metabólico favorable, pero riesgo de QT prolongado.
- **Aripiprazol:** agonista parcial dopaminérgico; menos sedación y menos aumento de peso.
- **Lurasidona y cariprazina:** de más reciente aprobación, con eficacia en síntomas cognitivos y afectivos.

18.4 Ventajas clínicas

- Menor riesgo de **discinesia tardía y EPS.**
- Mejor impacto en síntomas negativos y afectivos (aunque aún modesto).
- Algunos tienen efectos procognitivos y estabilizadores del ánimo.
- Mejor aceptación por parte de pacientes, lo que mejora la adherencia.

18.5 Limitaciones y controversias

- **Síndrome metabólico:** obesidad, hiperglucemia, dislipidemia (especialmente con olanzapina y clozapina).
- **Costos:** mucho más elevados que los típicos en muchos países.
- **Eficacia real:** estudios comparativos (ej. CATIE, CUtLASS) muestran que la superioridad frente a típicos no siempre es significativa, salvo en tolerancia a efectos secundarios.
- **QT prolongado** y riesgo cardíaco en algunos atípicos (ziprasidona, iloperidona).
- Persisten diferencias individuales: un mismo pacientes puede responder mejor a un típico que a un atípico, y viceversa.

Ejemplo clínico

Ana, 29 años, presenta esquizofrenia con predominio de síntomas negativos (apatía, retraimiento social). Tras fracaso parcial con haloperidol, se inicia **olanzapina**, con mejoría en motivación y participación social. Sin embargo, al cabo de 6 meses desarrolla un aumento de peso de 12 kg y glucosa elevada, lo que obliga a cambiar a aripiprazol.

18.6 Conclusiones

Los antipsicóticos atípicos han ampliado el horizonte terapéutico, ofreciendo mayor tolerancia y un espectro de acción más amplio. No obstante, sus **Efectos metabólicos, su alto costo y la falta de una eficacia significativamente superior en todos los dominios** han generado debates sobre su papel real. Hoy siguen siendo **la primera línea de tratamiento en guías internacionales**, pero con la advertencia de individualizar la elección según el perfil clínico y metabólico del paciente.

Mensaje clave: los atípicos no son la panacea, pero representan un avance hacia tratamientos más seguros y personalizados; su verdadero valor está en saber elegir el fármaco adecuado para el pacientes adecuada (figura 18).

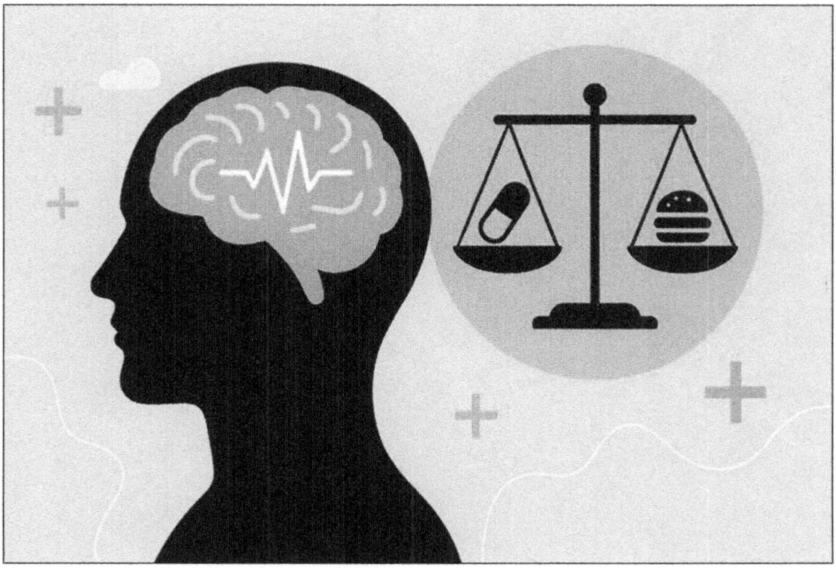

Figura 18. Los antipsicóticos atípicos ofrecen alivio frente a la psicosis, pero cargan consigo el riesgo de efectos metabólicos que también deben ser considerados.

CAPÍTULO 19
Antipsicóticos inyectables de acción prolongada (LAI)

19.1 Introducción

La adherencia al tratamiento es uno de los mayors retos en la esquizofrenia: hasta un **50 % de los pacientes** abandona la medicación oral en el primer año. Este incumplimiento se asocia con recaídas, hospitalizaciones frecuentes y un peor pronóstico funcional. En este contexto, los **antipsicóticos inyectables de acción prolongada (LAI, por sus siglas en inglés)** se han convertido en una estrategia fundamental para mejorar la continuidad terapéutica.

19.2 Historia y evolución

- Los primeros LAI aparecieron en la década de 1960 con **flufenazina decanoato** y **haloperidol decanoato**.
- Posteriormente se desarrollaron versiones de segunda generación: **risperidona, paliperidona, olanzapina, aripiprazol, brexpiprazol** en formulaciones inyectables de larga duración.
- Hoy se aplican cada 2, 4 o incluso 12 semanas, dependiendo del fármaco.

19.3 Ventajas clínicas

- **Mejor adherencia:** evita el olvido de la toma diaria.
- **Estabilidad plasmática:** reduce picos y valles de la medicación oral.
- **Menor riesgo de recaídas:** evidencia consistente muestra disminución de hospitalizaciones.
- **Mejor relación médico-paciente:** permite monitorear la adherencia objetivamente.

19.4 Limitaciones y desafíos

- **Disponibilidad limitada** en algunos países por costo elevado.
- **Efectos adversos prolongados:** si aparecen, permanecen mientras dura el fármaco en el organismo.
- **Estigma:** algunos pacientes los perciben como coercitivos.
- **Olanzapina LAI:** riesgo raro pero grave de síndrome posinyección (sedación intensa, confusión).

19.5 Indicaciones clínicas

- Pacientes con **adherencia pobre o inconsistente**.
- Historia de múltiples recaídas tras abandono de medicación oral.
- Preferencia personal de pacientes que valoran la practicidad de una dosis mensual.
- Casos judicializados o con riesgo social, donde la continuidad del tratamiento es crítica.

Ejemplo clínico

Carlos, 32 años, con tres hospitalizaciones en dos años por abandono de tratamiento oral, inicia **paliperidona LAI mensual**. En los siguientes 18 meses, no presenta recaídas, mantiene empleo parcial y retoma actividades sociales.

19.6 Conclusiones

Los LAI no son simplemente una "versión inyectable" de los antipsicóticos orales, sino una herramienta estratégica para **romper el ciclo de recaídas y hospitalizaciones** en la esquizofrenia. Requieren una decisión compartida entre paciente y médico, equilibrando beneficios y limitaciones.

Mensaje clave: los antipsicóticos inyectables de acción prolongada son una oportunidad para transformar la adherencia en estabilidad, y la estabilidad en recuperación (figura 19).

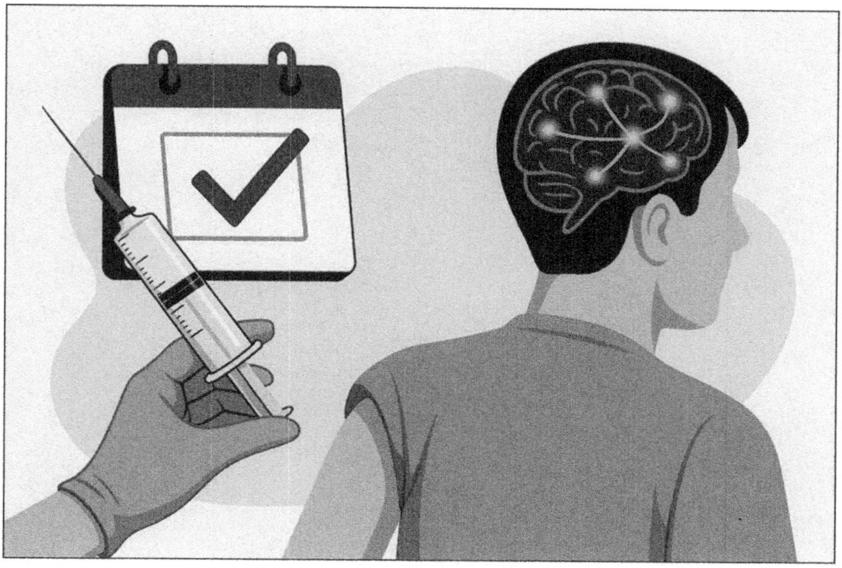

Figura 19. Los inyectables de acción prolongada transforman la adherencia en estabilidad, y la estabilidad en una oportunidad de recuperación.

CAPÍTULO 20
Clozapina: el oro en la esquizofrenia resistente

20.1 Introducción

La clozapina es considerada el "**oro terapéutico**"en la esquizofrenia resistente. Ningún otro antipsicótico ha demostrado tanta eficacia en pacientes que no responden a otros tratamientos. Descubierta en 1958 en Suiza, inicialmente fue retirada en varios países por casos de **agranulocitosis**, pero su eficacia extraordinaria llevó a su reintroducción en la década de 1990, bajo programas estrictos de monitoreo hematológico.

20.2 Indicaciones principales

- **Esquizofrenia resistente:** fracaso a al menos dos antipsicóticos previos, uno de ellos atípico.
- **Riesgo suicida elevado:** único antipsicótico con evidencia clara de reducción de intentos y mortalidad suicida.
- **Comorbilidad con agresividad grave o comportamiento violento:** reducción significativa demostrada.

20.3 Mecanismo de acción

- **Bajo afinidad por D2:** explica la baja incidencia de síntomas extrapiramidales.
- **Bloqueo múltiple:** receptores 5-HT2A, D4, muscarínicos, histaminérgicos y adrenérgicos.
- **Efecto clínico:** impacto superior en síntomas positivos, negativos y afectivos; beneficios cognitivos en algunos pacientes.

20.4 Beneficios clínicos

- Reducción de síntomas positives resistentes.
- Mejoría en síntomas negativos y en motivación.
- Reducción del riesgo de suicidio (estudio InterSePT).
- Mejoría funcional en pacientes crónicos.

20.5 Limitaciones y riesgos

- **Agranulocitosis (0,5 %):** riesgo grave de neutropenia → requiere hemogramas semanales al inicio y luego mensuales.
- **Convulsiones**, especialmente a dosis altas.
- **Miocarditis y cardiomiopatía** (raras pero potencialmente letales).
- **Síndrome metabólico:** alto riesgo de obesidad, diabetes y dislipidemia.
- **Sialorrea intensa, estreñimiento, sedación**.

20.6 Protocolos de monitoreo

- Hemograma semanal por 6 meses, luego mensual.
- ECG basal en pacientes con riesgo cardiovascular.
- Vigilancia de peso, glucosa y perfillipídico.
- Educación al paciente y familia sobre signos de alarma (fiebre, cansancio extremo).

Ejemplo clínico

María, 34 años, con 7 hospitalizaciones en 5 años y fracaso a múltiples antipsicóticos, inicia **clozapina** tras criterios de resistencia. A los 4 meses, presenta reducción significativa de delirios y reintegro parcial a la vida social. Con seguimiento estricto de hemogramas y control metabólico, se mantiene estable a largo plazo.

20.7 Conclusiones

La clozapina no es un fármaco más: es la **terapia definitiva en esquizofrenia resistente**, aunque exige disciplina clínica y monitoreo cercano para garantizar seguridad. Su eficacia única la convierte en la opción que puede cambiar radicalmente la vida de pacientes considerados intratables.

Mensaje clave: la clozapina es el fármaco más eficaz en esquizofrenia resistente, pero también el que más exige compromiso y vigilancia compartida entre médico, paciente y familia (figura 20).

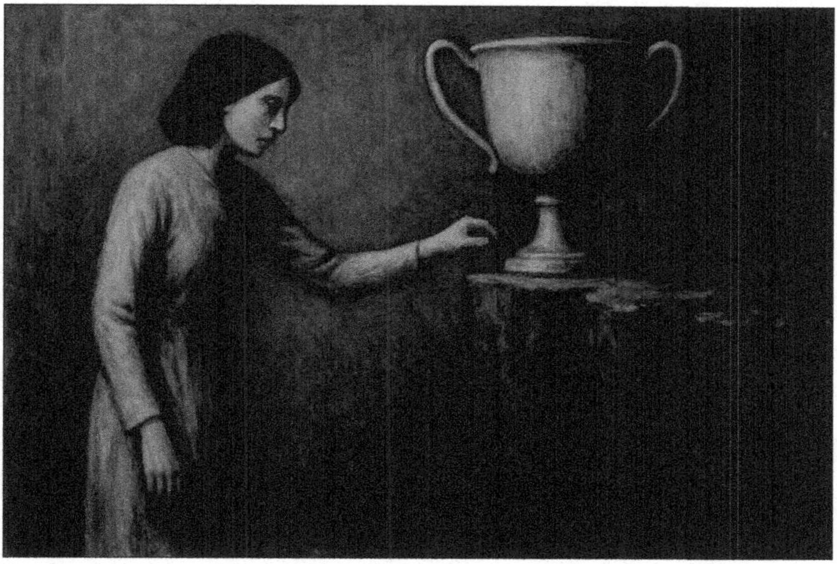

Figura 20. La clozapina es el trofeo dorado de la psiquiatría: la opción más eficaz para la esquizofrenia resistente, pero alcanzarlo exige cruzar el abismo del monitoreo estricto y los riesgos clínicos.

CAPÍTULO 21
Interacciones medicamentosas y polifarmacia en la esquizofrenia

21.1 Introducción

El tratamiento de la esquizofrenia raramente se limita a un único fármaco. Muchos pacientes requieren **combinación de antipsicóticos con otros medicamentos** (antidepresivos, estabilizadores del ánimo, ansiolíticos, somáticos para comorbilidades médicas). Esto abre la puerta a la **polifarmacia** y a un alto riesgo de **interacciones medicamentosas**, que pueden afectar tanto la eficacia como la seguridad.

21.2 Mecanismos de interacción

1- **Farmacocinéticas (metabolismo y concentración):**
  - Mayoría mediadas por el **citocromo P450 (CYP450):**
    - **CYP1A2:** clozapina, olanzapina.
    - **CYP2D6:** risperidona, haloperidol, aripiprazol.
    - **CYP3A4:** quetiapina, ziprasidona, lurasidona.
  - Ejemplo: tabaco induce CYP1A2 → disminuye niveles de clozapina.

2- **Farmacodinámicas (efectos sobre receptores):**
  - Combinación de antipsicóticos + benzodiacepinas → riesgo de sedación excesiva y depresión respiratoria.
  - Antipsicóticos + ISRS → pueden potenciar efectos serotoninérgicos o prolongar QT.

21.3 Polifarmacia en esquizofrenia

- **Definición:** uso de ≥2 antipsicóticos simultáneamente, o combinación de antipsicóticos con otros psicofármacos.

- **Riesgos:** aumento de efectos adversos, interacciones complejas, menor adherencia.
- **Justificación clínica:**
  - Resistencia parcial al tratamiento.
  - Manejo de comorbilidades (depresión, ansiedad, bipolaridad).
  - Transición entre fármacos (*cross-tapering*).

21.4 Interacciones frecuentes a vigilar

- **Antipsicóticos + antidepresivos ISRS (fluoxetina, paroxetina):** inhibidores de CYP2D6 → aumentan niveles de risperidona/haloperidol.
- **Antipsicóticos + carbamazepina:** induce CYP3A4 → reduce eficacia de quetiapina y lurasidona.
- **Clozapina + tabaco:** reduce niveles plasmáticos; abandon repentino del tabaco aumenta riesgo de toxicidad.
- **Antipsicóticos + litio:** riesgo de neurotoxicidad y síndrome neuroléptico maligno.
- **Antipsicóticos + fármacos cardiotóxicos (antiarrítmicos, macrólidos):** aumentan riesgo de QT prolongado y arritmias.

21.5 Estrategias de manejo

- Evaluar siempre la **necesidad real de polifarmacia**.
- Utilizar **monoterapia siempre que sea posible**.
- Monitoreo sistemático: niveles plasmáticos, ECG, hemogramas, perfil metabólico.
- Uso de **guías de interacción** y farmacogenética para individualizer tratamientos.
- Educación al pacientes sobre riesgo de tabaco, alcohol y drogas ilícitas en el metabolismo de fármacos.

Ejemplo clínico

Luis, 40 años, con esquizofrenia resistente tratado con clozapina, desarrolla depresión comórbida. Se añade fluoxetina, lo que aumenta los niveles de clozapina y provoca somnolencia intensa y convulsiones leves. Ajustando dosis y cambiando a sertralina, se logra estabilidad clínica sin riesgo añadido.

21.6 Conclusiones

La polifarmacia en esquizofrenia es un **arma de doble filo**: puede mejorar la respuesta clínica en casos complejos, pero aumenta el riesgo de efectos adversos graves. El conocimiento de interacciones y un monitoreo cuidadoso son esenciales para **convertir la polifarmacia en herramienta terapéutica y no en amenaza iatrogénica**.

Mensaje clave: en esquizofrenia, la polifarmacia puede salvar o complicar vidas; el arte del psiquiátra consiste en equilibrar necesidad y riesgo con precision científicas (figura 21).

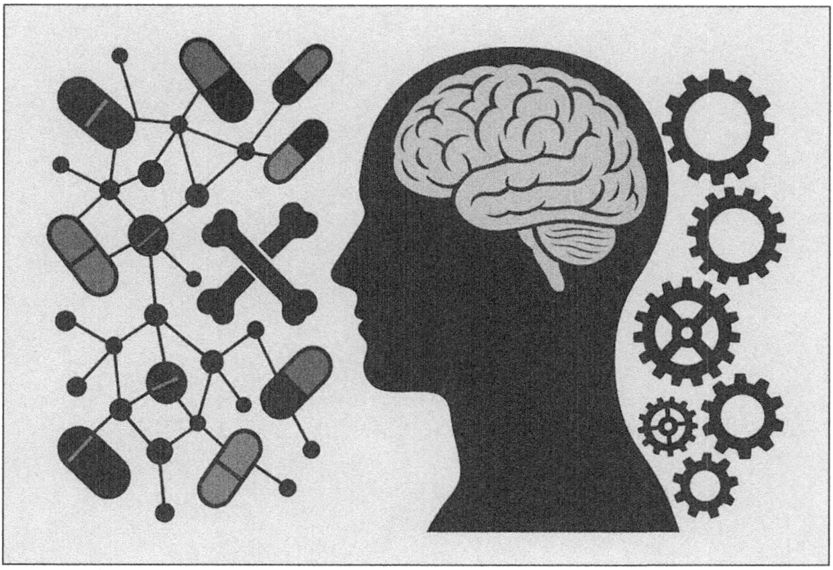

Figura 21. La polifarmacia en la esquizofrenia es un entramado de riesgos y beneficios: un delicado equilibrio entre la ciencia que salva y los excesos que dañan.

CAPÍTULO 22
Casos especiales en el tratamiento de la esquizofrenia: niños, embarazadas, pacientes con enfermedad renal, hepática y cardiovascular

22.1 Introducción

El tratamiento de la esquizofrenia es ya de por sí un reto, pero existen poblaciones en las que las decisiones terapéuticas requieren una **precaución extrema:** niños y adolescentes, mujeres embarazadas o en lactancia, y pacientes con enfermedades médicas crónicas (renal, hepática, cardiovascular). En estos casos, la balanza entre eficacia y seguridad debe ser aún más precisa, y el médico debe guiarse tanto por la evidencia científicas como por principios éticos de protección y prudencia.

22.2 Niños y adolescentes

- **Epidemiología:** la esquizofrenia de inicio temprano (<18 años) es rara, pero más grave en su curso.
- **Fármacos aprobados:** risperidona, aripiprazol, olanzapina y quetiapina en algunos países para uso en adolescentes.
- **Riesgos:** mayor vulnerabilidad a efectos extrapiramidales, ganancia de peso y alteraciones metabólicas.
- **Consideraciones:** priorizar monoterapia, dosis mínimas efectivas y programas de apoyo psicosocial y familiar.

22.3 Mujeres embarazadas y lactantes

- **Riesgo materno:** la interrupción del tratamiento puede desestabilizar gravemente a la madre.
- **Riesgo fetal:** todos los antipsicóticos cruzan la placenta y se excretan en leche materna.

- Haloperidol y olanzapina: experiencia clínica más amplia, considerados de menor riesgo relativo.
- Clozapina: riesgo de agranulocitosis neonatal y convulsiones.
- Risperidona y quetiapina: alternativas razonables en embarazo, con monitoreo.

- **Recomendaciones:** evaluar caso a caso; balancear riesgo de recaída materna vs. efectos fetales.

22.4 Pacientes con insuficiencia renal

- **Fármacos a ajustar:** risperidona y paliperidona (excreción renal).
- **Alternativas seguras:** olanzapina, clozapina, quetiapina (metabolismo hepático).
- **Monitoreo:** función renal, niveles plasmáticos y signos de toxicidad.

22.5 Pacientes con hepatopatía crónica

- **Mayor riesgo:** todos los antipsicóticos se metabolizan en el hígado.
- **Precaución especial:** clozapina, olanzapina, quetiapina → riesgo de hepatotoxicidad.
- **Preferencia:** fármacos con metabolismo mixto o dosis ajustadas; control estricto de enzimas hepáticas.

22.6 Pacientes con enfermedad cardiovascular

- **QT prolongado:** ziprasidona, iloperidona, haloperidol IV → evitar en arritmias.
- **Síndrome metabólico:** olanzapina y clozapina → alto riesgo cardiometabólico.
- **Estrategias:** ECG basal y periódico, control de peso, glucosa y lípidos.

Ejemplo clínico

Andrea, 27 años, con esquizofrenia estable en tratamiento con risperidona, queda embarazada. Tras discussion conjunta, se decide mantener el tratamiento con ajuste de dosis y monitoreo obstétrico-psiquiátrico estrecho, priorizando la estabilidad materna y minimizando riesgos para el feto.

22.7 Conclusiones

El manejo de la esquizofrenia en estas poblaciones especiales requiere **personalización extrema, monitoreo continuo y un enfoque interdisciplinario**. No existe un fármaco "seguro" absoluto, sino decisiones ponderadas caso por caso, siempre priorizando el bienestar integral de paciente y familia.

Mensaje clave: en niños, embarazadas y pacientes con enfermedades crónicas, el tratamiento de la esquizofrenia exige precision quirúrgica: elegir, ajustar y vigilar con el doble de cuidado (figura 22).

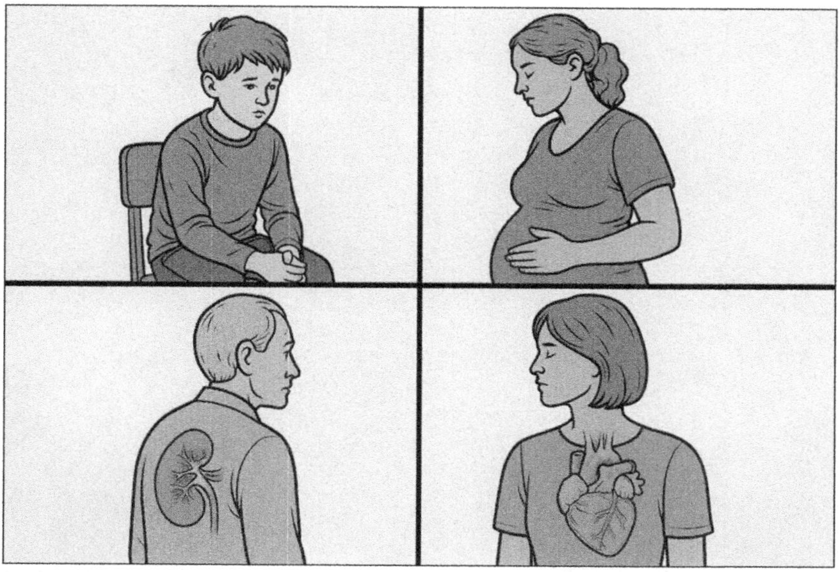

Figura 22. En niños, embarazadas y pacientes con enfermedades renales, hepáticas o cardíacas, tratar la esquizofrenia requiere el doble de cuidado y precisión.

PARTE V.
Tratamientos no farmacológicos

CAPÍTULO 23
Psicoterapias adaptadas a la esquizofrenia

23.1 Introducción

Durante décadas, la esquizofrenia fue considerada un terreno casi exclusivo de la farmacoterapia. Sin embargo, la investigación contemporánea ha demostrado que los **tratamientos no farmacológicos**, en particular las **psicoterapias adaptadas**, juegan un papel esencial en la recuperación funcional, la adherencia y la calidad de vida de los pacientes. La clave está en adaptar las técnicas a las **necesidades cognitivas y emocionales específicas** de esta población.

23.2 Principales enfoques psicoterapéuticos

a) **Terapia Cognitivo-Conductual para Psicosis (CBTp)**

- Orientada a **identificar y cuestionar creencias delirantes**.
- Utiliza técnicas de reestructuración cognitiva, realidad alternativa y afrontamiento de alucinaciones.
- Evidencia sólida de reducción de angustia y mejoría en la adherencia.

b) **Terapia de Aceptación y Compromiso (ACT)**

- Promueve la **aceptación de experiencias psicóticas** en lugar de intentar eliminarlas.
- Favorece la flexibilidad psicológica y el compromiso con valores personales.

c) **Terapia Psicodinámica Modificada**

- No centrada en interpretaciones profundas, sino en **comprensión empática y vínculo terapéutico**.

- Útil en pacientes con buen *insight* parcial.

d) Intervenciones basadas en *mindfulness*

- Técnicas de atención plena para disminuir la reactividad a voces o pensamientos intrusivos.
- Favorece el manejo de ansiedad y depresión comórbidas.

23.3 Factores clave en la psicoterapia para esquizofrenia

- **Adaptación cognitiva:** lenguaje simple, sesiones más breves, uso de Ejemplos visuales.
- **Trabajo gradual:** objetivos concretos y alcanzables.
- **Participación familiar:** involucrar a cuidadores para reforzar avances.
- **Continuidad:** la psicoterapia debe acompañar al tratamiento farmacológico, no sustituirlo.

Ejemplo clínico

Sofía, 25 años, con esquizofrenia paranoide, recibe Terapia cognitivo-conductual. Aprende a identificar las voces como "mensajes del cerebro" en lugar de "órdenes externas", reduciendo su miedo y aumentando su capacidad de ignorarlas. Esto le permite retomar estudios universitarios.

23.4 Conclusiones

La psicoterapia adaptada no elimina los síntomas por sí sola, pero **reduce el sufrimiento subjetivo, mejora la adherencia y facilita la integración social**. En esquizofrenia, el valor de la psicoterapia radica en devolver agencia, esperanza y recursos internos a los pacientes.

Mensaje clave: la psicoterapia en esquizofrenia no pretende borrar la psicosis, sino **darle al pacientes herramientas para convivir con ella sin que defina toda su vida** (figura 23).

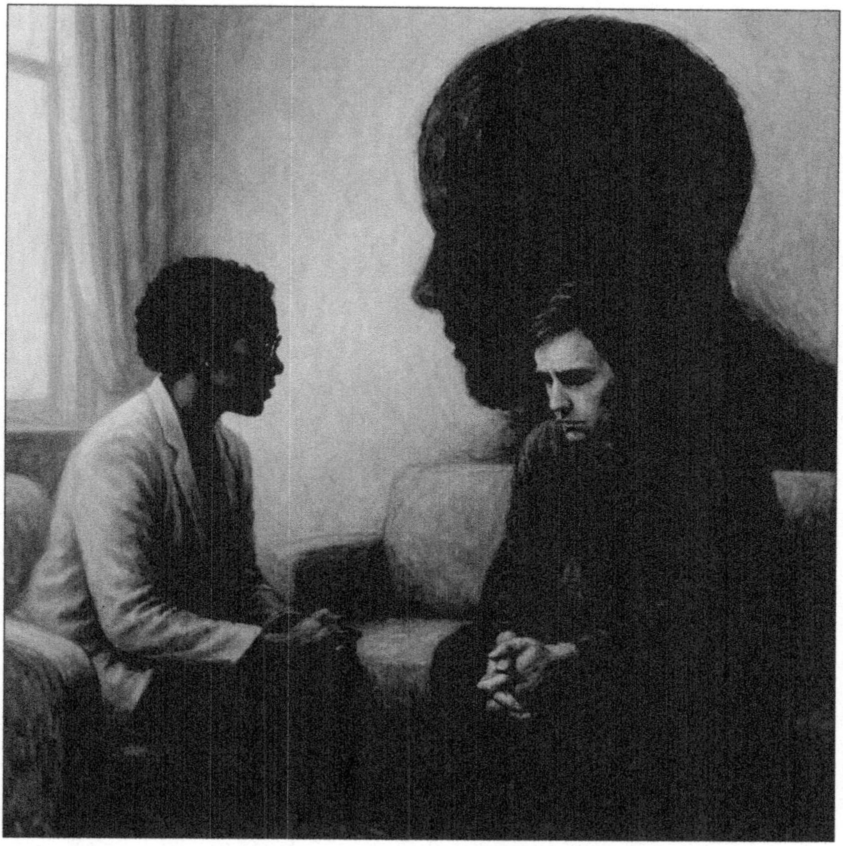

Figura 23. La psicoterapia no borra las voces, pero enseña a convivir con ellas con menos miedo y más control.

CAPÍTULO 24
Rehabilitación cognitiva y psicosocial en la esquizofrenia

24.1 Introducción

La esquizofrenia no es solo un trastorno de síntomas positivos o negativos; también implica un profundo impacto en las **funciones cognitivas** (atención, memoria, organización del pensamiento) y en la **integración social** (trabajo, estudios, relaciones). La **rehabilitación cognitiva y psicosocial** constituye un pilar esencial para la recuperación funcional, al buscar no solo reducir síntomas, sino **restaurar capacidades y reintegrar al pacientes en la comunidad**.

24.2 Rehabilitación cognitiva

- **Objetivo:** mejorar procesos básicos como atención, memoria de trabajo, funciones ejecutivas y velocidad de procesamiento.
- **Métodos:**
    - Entrenamiento computarizado (ejercicios de memoria y atención).
    - Talleres grupales con resolución de problemas.
    - Estrategias de compensación (agendas, recordatorios, mapas visuales).
- **Evidencia:** estudios muestran mejoría en rendimiento académico, laboral y en autonomía cotidiana.

24.3 Rehabilitación psicosocial

- **Objetivo:** facilitar la reintegración a la vida comunitaria.
- **Componentes principales:**

- Entrenamiento en habilidades sociales: conversación, resolución de conflictos, expresión emocional.
- Programas de inserción laboral con apoyo gradual (empleo protegido, talleres ocupacionales).
- Rehabilitación vocacional y educativa.
- Actividades comunitarias: deporte, arte, voluntariado.

24.4 Factores de éxito

- **Enfoque multidisciplinario:** psiquiatra, psicólogo, trabajador social, terapeutas ocupacionales.
- **Personalización:** cada plan debe adaptarse al nivel de deterioro y capacidades residuales.
- **Continuidad:** programas sostenidos a largo plazo tienen mejores resultados.
- **Participación familiar y comunitaria:** apoyo cercano refuerza la motivación.

Ejemplo clínico

Héctor, 30 años, con esquizofrenia residual, participa en un programa de rehabilitación cognitiva digital tres veces por semana y en un taller de habilidades sociales. Tras 6 meses, logra mejorar su memoria de trabajo, se comunica con mayor seguridad y consigue un empleo de medio tiempo.

24.5 Conclusiones

La rehabilitación cognitiva y psicosocial es un puente entre la clínica y la vida real. Permite que el paciente no sea solo **estabilizado**, sino también **reintegrado** como miembro activo de la sociedad.

Mensaje clave: el verdadero éxito del tratamiento no es solo reducir síntomas, sino **recuperar la capacidad de vivir, aprender y convivir plenamente** (figura 24).

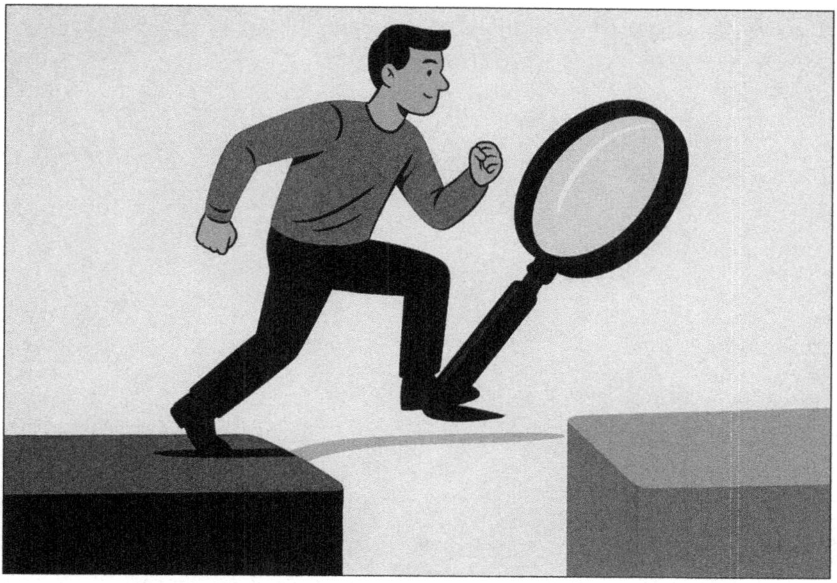

Figura 24. La rehabilitación cognitiva y psicosocial es el puente que transforma la estabilización clínica en una vida con sentido y participación social.

CAPÍTULO 25
Terapias familiares y programas de psicoeducación en la esquizofrenia

25.1 Introducción

La esquizofrenia no afecta únicamente al paciente, sino también a su entorno inmediato. La familia suele convertirse en **cuidador principal**, y su participación puede ser un factor de recuperación o, en ausencia de apoyo, de recaídas frecuentes. La **psicoeducación** y las **terapias familiares** han demostrado reducir hospitalizaciones, mejorar la adherencia y aliviar la carga del cuidador, convirtiéndose en un componente esencial del tratamiento integral.

25.2 Psicoeducación: conocimiento como herramienta

- **Objetivos principales:**
  - Brindar información clara sobre la enfermedad, tratamiento y pronóstico.
  - Reducir la culpa y el estigma.
  - Entrenar en detección temprana de recaídas.
- **Formatos:** talleres grupales, sesiones individuales, materiales escritos o digitales.
- **Evidencia:** los programas psicoeducativos disminuyen significativamente el riesgo de recaídas y mejoran la calidad de vida.

25.3 Terapias familiares

- **Enfoque sistémico:** entiende la esquizofrenia como un fenómeno que impacta la dinámica familiar.

- **Técnicas más utilizadas:**
  - Entrenamiento en habilidades de comunicación.
  - Resolución de problemasen conjunto.
  - Manejo del estrés y emociones expresadas (crítica, hostilidad).
- **Resultados:** reducción de conflictos familiares, mayor cohesión y apoyo emocional.

25.4 Programas comunitarios e innovaciones

- Integración de familias en **grupos de Apoyo mutuo**.
- Uso de **plataformas digitales y telepsiquiatría** para extender la psicoeducación.
- Intervenciones culturalmente adaptadas (ejemplo: comunidades indígenas, minorías étnicas, inmigrantes).

Ejemplo clínico

Carlos, 22 años, presenta múltiples recaídas pese a buen tratamiento farmacológico. Al incluir a su familia en un programa de psicoeducación, sus padres aprenden a detector señales de alerta temprana y a reducir críticas en la convivencia. Con el tiempo, las hospitalizaciones disminuyen drásticamente y el clima familiar mejora.

25.5 Conclusiones

La familia no es solo un observador pasivo, sino un **agente terapéutico activo**. Las terapias familiares y la psicoeducación empoderan a los cuidadores, reducen recaídas y fortalecen la red de apoyo del paciente.

Mensaje clave: educar y apoyar a la familia es **tanto el tratamiento como el propio medicamento** (figura 25).

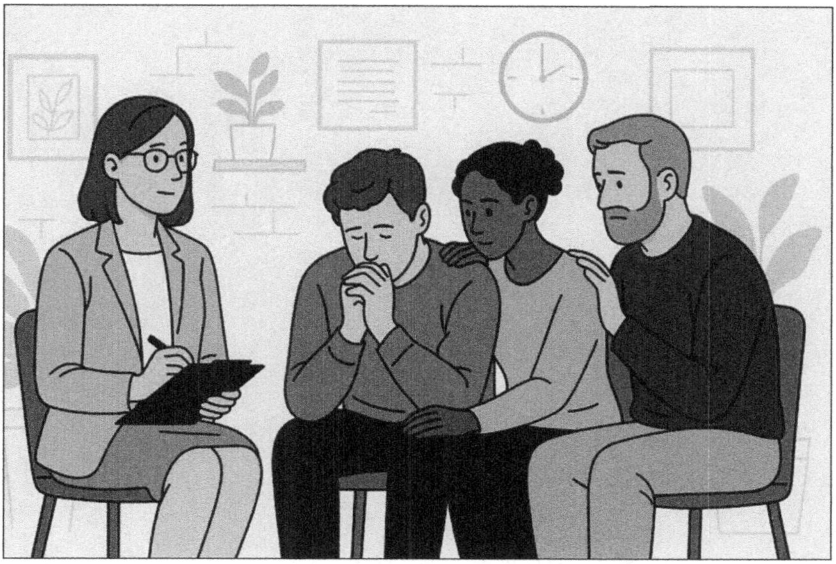

Figura 25. La familia educada y acompañada se convierte en el círculo de apoyo más poderoso contra las recaídas.

CAPÍTULO 26
Intervenciones comunitarias e integración social en la esquizofrenia

26.1 Introducción

La esquizofrenia no se vive únicamente en hospitales o consultas médicas; se vive en la **comunidad**, en los espacios de trabajo, estudio, familia y convivencia. Por ello, los programas comunitarios y de integración social constituyen un **pilar de la recuperación:** buscan derribar el aislamiento, reducir el estigma y ofrecer oportunidades reales de participación ciudadana.

26.2 Modelos de intervención comunitaria

a) Equipos comunitarios de tratamiento asertivo (ACT)

- Formados por psiquiatras, psicólogos, enfermeras y trabajadores sociales.
- Se desplazan hacia el pacientes en lugar de esperar que el pacientes acuda a la clínica.
- Reducción comprobada de hospitalizaciones y mayor adherencia.

b) Programas de vivienda con apoyo

- Garantizan un espacio digno para vivir, con acompañamiento de tutores o profesionales.
- La estabilidad habitacional es base para adherencia y recuperación.

c) Centros de día y clubes sociales

- Espacios donde los pacientes participan en talleres de arte, deporte, cocina o informática.
- Favorecen la inclusión y previenen la marginación.

d) Programas de inserción laboral

- Desde empleos protegidos hasta programas de empleo competitivo con apoyo gradual.
- Mejoran autoestima, independencia y reintegración social.

26.3 Factores culturales y sociales

- **Estigma social:** uno de los mayores obstáculos para la integración.
- **Diferencias culturales:** lo que funcional en un país puede necesitar adaptación en otro.
- **Redes comunitarias:** iglesias, ONG y asociaciones civiles pueden ser aliados clave.

Ejemplo clínico

Lucía, 29 años, tras varios ingresos hospitalarios, accede a un programa comunitario de vivienda con apoyo y participa en un centro de día artístico. En un año logra estabilidad, comienza a exponer sus pinturas y recupera un rol activo en su comunidad.

26.4 Conclusiones

Las intervenciones comunitarias son el **puente entre la clínica y la sociedad**, y determinan si la recuperación será parcial o plena. No basta con controlar los síntomas: se necesita **construir comunidad** para que el pacientes vuelva a sentirse parte de la vida colectiva.

Mensaje clave: la verdadera reintegración de la esquizofrenia no ocurre en el hospital, sino en la comunidad que acoge y acompaña (figura 26).

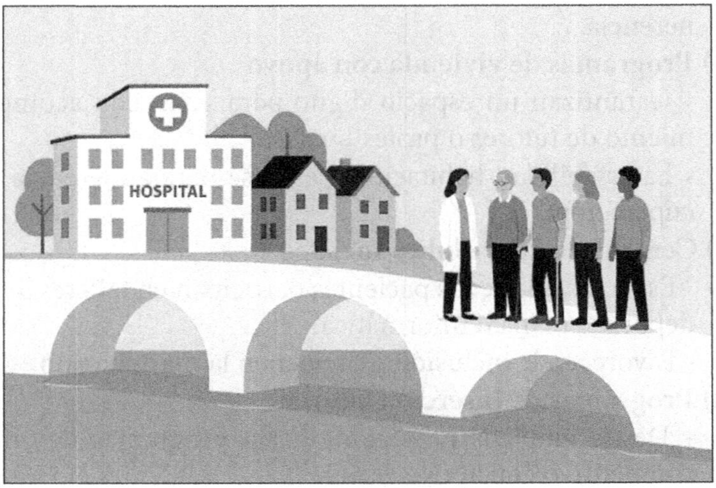

Figura 26. La integración comunitaria es el puente entre la clínica y la sociedad.

CAPÍTULO 27
Terapias complementarias en la esquizofrenia: *mindfulness*, musicoterapia y arteterapia

27.1 Introducción

Más allá de los fármacos y la psicoterapia tradicional, la esquizofrenia puede abordarse también con **intervenciones complementarias** que favorecen la autorregulación emocional, la creatividad y la integración social. Estas terapias no sustituyen el tratamiento médico, pero aportan **beneficios adicionales** en la reducción del estrés, la mejora del ánimo y la construcción de identidad personal.

27.2 *Mindfulness*

- **Definición:** práctica de atención plena que entrena la capacidad de observer pensamientos y emociones sin juzgarlos.
- **Aplicación en esquizofrenia:**
    - Ayuda a los pacientes a distanciarse de voces intrusivas.
    - Reduce reactividad emocional y ansiedad.
    - Favorece la conciencia del momento presente, disminuyendo rumiaciones.
- **Evidencia científica:** ensayos clínicos demuestran reducción de síntomas depresivos y mayor calidad de vida.

27.3 Musicoterapia

- **Definición:** uso terapéutico de la música para facilitar la expresión y la comunicación.
- **Beneficios en esquizofrenia:**
    - Disminuye el aislamiento social.

- Favorece la expresión emocional en pacientes con síntomas negativos.
- Estimula la memoria, el ritmo y la atención.

- **Ejemplo práctico:** talleres grupales donde los pacientes cantan, improvisan o escuchan música guiada.

27.4 Arteterapia

- **Definición:** empleo del arte visual (pintura, escultura, collage) como medio terapéutico.
- **Efectos principales:**
  - Canaliza experiencias internas difíciles de expresar con palabras.
  - Aumenta autoestima y sentido de identidad.
  - Proporciona un espacio de creación que transforma la enfermedad en obra personal.
- **Evidencia:** estudios muestran mejoras en motivación y reducción de síntomas negativos.

27.5 Integración de las terapias complementarias

- **Rol complementario:** siempre acompañan, no sustituyen, al tratamiento farmacológico.
- **Ajuste individual:** algunas personas se benefician más de la música, otras del arte o la meditación.
- **Impacto comunitario:** estas prácticas suelen realizarse en grupo, lo que fortalece los lazos sociales.

Ejemplo clínico

Julián, 31 años, con esquizofrenia residual y aislamiento social, participa en un programa de arteterapia. Tras meses de sesiones, comienza a expresar emociones reprimidas a través de la pintura y logra integrarse en un grupo de exposiciones locales, recuperando la autoestima y los vínculos sociales.

27.6 Conclusiones

Las terapias complementarias no curan la esquizofrenia, pero ofrecen **caminos de expresión, calma y creatividad** que enriquecen el tratamiento integral. Son un recordatorio de que el paciente no es solo receptor de medicamentos, sino **sujeto creador de su propio proceso de recuperación**.

Mensaje clave: *mindfulness*, música y arte abren ventanas de esperanza y humanidad en la vida de las personas con esquizofrenia (figura 27).

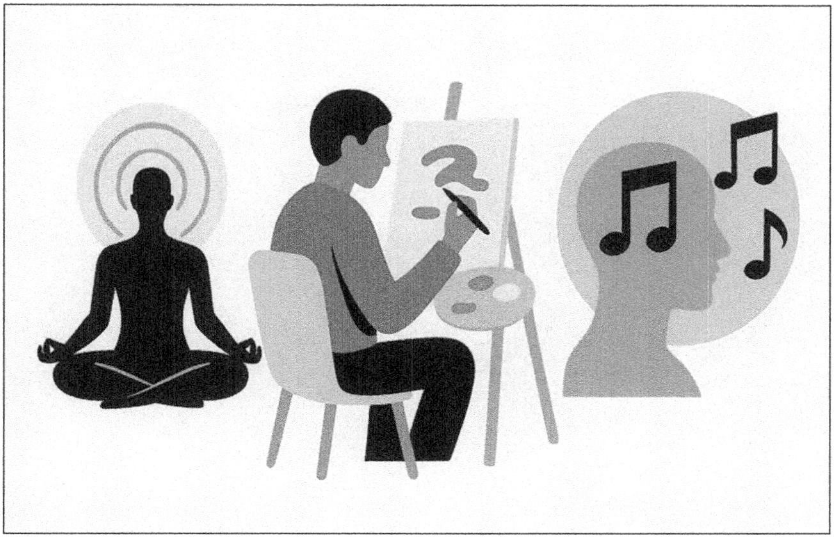

Figura 27. *Mindfulness*, música y arte no sustituyen el tratamiento, pero abren caminos de serenidad, expresión y humanidad en la recuperación.

PARTE VI
Psiquiatría de precisión

CAPÍTULO 28
Neuroimagen y conectómica en la esquizofrenia

28.1 Introducción

La neurociencia contemporánea ha demostrado que la esquizofrenia no puede entenderse únicamente desde los síntomas clínicos: es necesario explorar el **cerebro vivo en funcionamiento**. La **neuroimagen** (RM estructural, RM funcional, PET, SPECT) y la **conectómica** (mapa de Conexiones cerebrales) han revolucionado la comprensión de los circuitos alterados en la psicosis.

28.2 Neuroimagen estructural

- **Hallazgos clave:**
  - Reducción de volumen en hipocampo, amígdala y corteza prefrontal.
  - Dilatación de ventrículos laterales.
  - Alteraciones en sustancia blanca (tractografía por DTI).
- **Interpretación:** reflejan procesos de neurodesarrollo y poda sináptica anómala.

28.3 Neuroimagen funcional

- **fMRI:** hipoactivación en corteza prefrontal dorsolateral durante tareas de memoria de trabajo.
- **Conectividad alterada:** exceso de actividaden red de modo pordefecto (DMN), hiperconectividad interna y fallos enel "switch" hacia redes ejecutivas.
- **PET/SPECT:** muestran disfunción dopaminérgica estriatal, con exceso de liberación de dopamina en brotes psicóticos.

28.4 Conectómica: el cerebro como red

- La esquizofrenia es considerada un **trastorno de desconexión**.
- Hallazgos:
    - Reducción en eficiencia global de las redes neuronales.
    - Alteración en nodos "hub" como corteza cingulada anterior y tálamo.
    - Menor integración entre redes frontoparietales y sensoriales.
- Implicación: los síntomas psicóticos reflejan fallas en la comunicación entre regiones cerebrales, no en areas aisladas.

28.5 Aplicaciones clínicas actuales

- Uso de neuroimagen para **descartar lesions estructurales** (tumores, epilepsia, demencias).
- Conectómica experimental como herramienta de predicción de respuesta terapéutica.
- Biomarcadores potenciales para distinguir esquizofrenia resistente vs. no resistente.

28.6 Perspectivas futuras

- **Neuroimagen multimodal** (fusión de RM, PET, EEG).
- ***Machine learning*** aplicado a conectómica para predecir riesgo individual.
- **Psiquiatría personalizada:** ajustar tratamientos según biomarcadores neurofuncionales.

Ejemplo clínico

Tomás, 23 años, diagnosticado con primer episodio psicótico, se somete a una RM y estudio de conectividad. El análisis muestra alteraciones frontotemporales, lo que orienta a un plan terapéutico más intensivo y seguimiento estrecho.

28.7 Conclusiones

La esquizofrenia es un trastorno de redes cerebrales más que de areas aisladas. La neuroimagen y la conectómica representan la frontera entre la investigación y la clínica, con la promesa de transformar la psiquiatría en una disciplina más objetiva y personalizada.

Mensaje clave: el futuro del diagnóstico y tratamiento de la esquizofrenia se dibuja en las conexiones invisibles que sostienen la mente (figura 28).

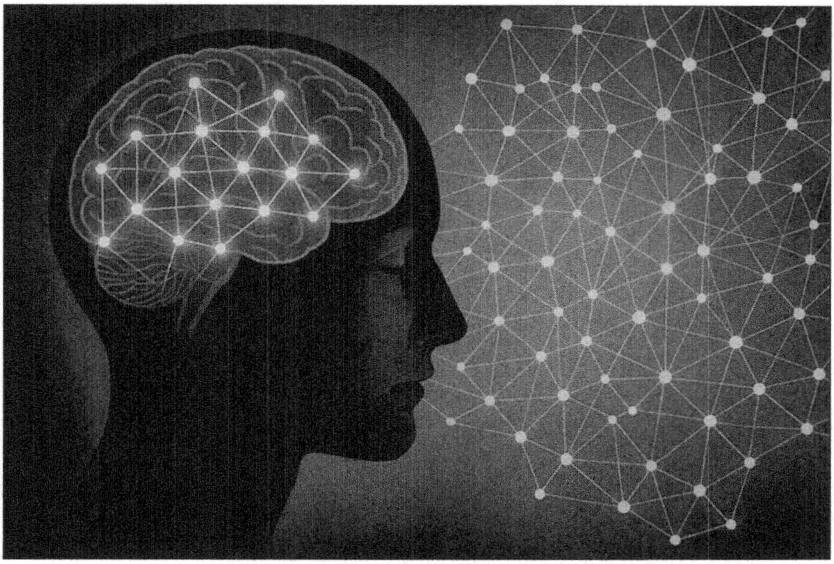

Figura 28. La esquizofrenia no es un trastorno de áreas aisladas, sino de conexiones frágiles: la neuroimagen y la conectómica revelan el mapa oculto de esas redes.

CAPÍTULO 29
Farmacogenómica aplicada a antipsicóticos en la esquizofrenia

29.1 Introducción

La farmacogenómica busca entender cómo las **variaciones genéticas individuales** influyen en la respuesta a los medicamentos. En esquizofrenia, este campo emergente promote transformer el abordaje terapéutico, pasando del modelo de "ensayo y error" a una **psiquiatría personalizada**, donde cada pacientes recibe el antipsicóticos más adecuada según su perfil genético y metabólico.

29.2 Polimorfismos genéticos relevantes

- **CYP2D6:** metaboliza risperidona, haloperidol, aripiprazol. Variantes *ultrarrápidas* → niveles bajos e ineficacia; variantes *lentas* → riesgo de toxicidad.
- **CYP1A2:** clave en el metabolismo de clozapina y olanzapina; inducible por tabaco, con variaciones que alteran niveles plasmáticos.
- **CYP3A4 y CYP3A5:** afectan el metabolismo de quetiapina y ziprasidona.
- **DRD2 (receptor de dopamina):** variantes genéticas que influyen en la respuesta clínica y efectos secundarios.
- **HTR2A (receptor serotoninérgico):** polimorfismos asociados a mejor respuesta a antipsicóticos atípicos.

29.3 Aplicaciones clínicas actuales

- **Pruebas farmacogenómicas comerciales** ya disponibles permiten identificar metabolizadores lentos o ultrarrápidos.

- Guías como **CPIC** (***Clinical Pharmacogenetics Implementation Consortium***) ofrecen recomendaciones específicas de ajuste de dosis.

- Casos prácticos:
  - Un paciente con esquizofrenia resistente que presenta toxicidad con dosis estándar de clozapina puede beneficiarse de pruebas de CYP1A2.
  - Otro con ineficacia de risperidona podría presentar un fenotipos ultrarrápido de CYP2D6.

29.4 Limitaciones actuales

- No todos los polimorfismos tienen un efecto clínico claro.
- El costo de las pruebas aún limita su uso masivo.
- Factores ambientales (dieta, tabaco, fármacos concomitantes) pueden modificar la expresión genética.
- Necesidad de más estudios que integren farmacogenómica con neuroimagen y biomarcadores.

29.5 Futuro de la farmacogenómica en esquizofrenia

- **Modelos combinados**: genética + epigenética + neuroimagen para predicción de respuesta.
- **Inteligencia artificial** aplicada al big data genómico para personalizar tratamientos.
- Hacia un modelo de **"receta personalizada"**en psiquiatría, con dosis y elección de fármacos individualizadas.

Ejemplo clínico

Raúl, 35 años, inicia tratamiento con haloperidol pero desarrolla efectos extrapiramidales severos a dosis bajas. Un estudio genético revela que es metabolizador lento del CYP2D6, lo que explica la acumulación del fármaco. Se cambia a aripiprazol, con mejor tolerancia y control sintomático.

29.6 Conclusiones

La farmacogenómica aplicada a la esquizofrenia no es ciencia ficción: ya es una realidad clínica en expansión. Permite reducir efectos adversos, mejorar la eficacia y acelerar la elección del fármaco adecuado.

Mensaje clave: la farmacogenómica es la brújula que guía a la psiquiatría del futuro, haciendo que el tratamiento de la esquizofrenia sea más preciso, seguro y personalizado (figura 29).

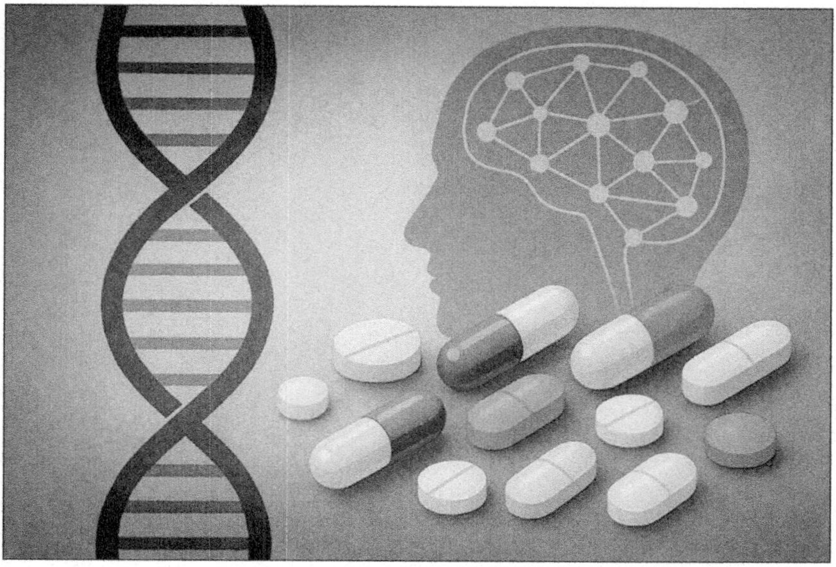

Figura 29. La farmacogenómica conecta el ADN, los fármacos y el cerebro para guiar la psiquiatría del futuro.

CAPÍTULO 30
Inteligencia artificial y predicción del curso clínico en la esquizofrenia

30.1 Introducción

La esquizofrenia es una enfermedad heterogénea: algunos pacientes presentan un curso leve y funcional, mientras que otros desarrollan síntomas resistentes y discapacidad crónica. Predecir el curso clínico ha sido históricamente un desafío. Hoy la **inteligencia artificial (IA)** y el análisis de **big data** ofrecen nuevas posibilidades para anticipar la evolución individual de la enfermedad.

30.2 Fuentes de datos para la predicción

- **Neuroimagen:** patrones de conectividad cerebral que predicen respuesta a antipsicóticos.
- **Genómica y epigenómica:** variantes genéticas asociadas a mayor riesgo de recaídas.
- **Datos clínicos electrónicos (EHRs):** evolución de síntomas, adherencia y hospitalizaciones.
- **Biomarcadores digitales:** uso de *apps, wearables* y sensores para monitorear sueño, actividad y lenguaje.

30.3 Algoritmos aplicados a esquizofrenia

- ***Machine learning* supervisado:** entrenado con grandes cohortes para identificar perfiles de riesgo.
- ***Deep learning*:** redes neuronales aplicadas a neuroimágenes que distinguen pacientes de controles con alta precisión.
- **Modelos predictivos híbridos:** combinan datos clínicos, genéticos y ambientales para pronóstico personalizado.

30.4 Aplicaciones clínicas actuales

- Identificación temprana de **primer episodio psicótico**.
- Predicción de **respuesta a antipsicóticos**.
- Detección temprana de **riesgo de recaídas**.
- Monitoreo digital en tiempo real para prevenir crisis.

30.5 Retos y limitaciones

- **Privacidad de datos:** manejo ético y legal de información genética y digital.
- **Sesgos algorítmicos:** riesgo de inequidad si los modelos se entrenan en poblaciones limitadas.
- **Traducción clínica:** falta de integración en protocolos médicos estándares.
- **Aceptación del paciente:** necesidad de confianza en tecnologías de monitoreo.

30.6 Futuro de la IA en la esquizofrenia

- Psiquiatría de precisión con algoritmos que sugieren tratamientos óptimos.
- Integración de IA en dispositivos portátiles para seguimiento continuo.
- Modelos predictivos que apoyan al clínico en la toma de decisiones sin reemplazarlo.

Ejemplo clínico

Ana, 19 años, con alto riesgo de psicosis, participa en un programa de monitoreo digital con IA. El sistema detecta cambios sutiles en su lenguaje y sueño, alertando al equipo clínico antes de un brote psicótico. Gracias a una intervención temprana, evita la hospitalización y logra estabilizarse con apoyo comunitario.

30.7 Conclusiones

La inteligencia artificial no sustituye al psiquiatra, pero **amplifica su capacidad diagnóstica y predictiva**. El futuro del manejo de la esquizofrenia está en la combinación de experiencia clínica, biomarcadores objetivos y algoritmos inteligentes.

Mensaje clave: la IA no reemplaza al médico, lo potencia; es el nuevo microscopio invisible de la mente (figura 30).

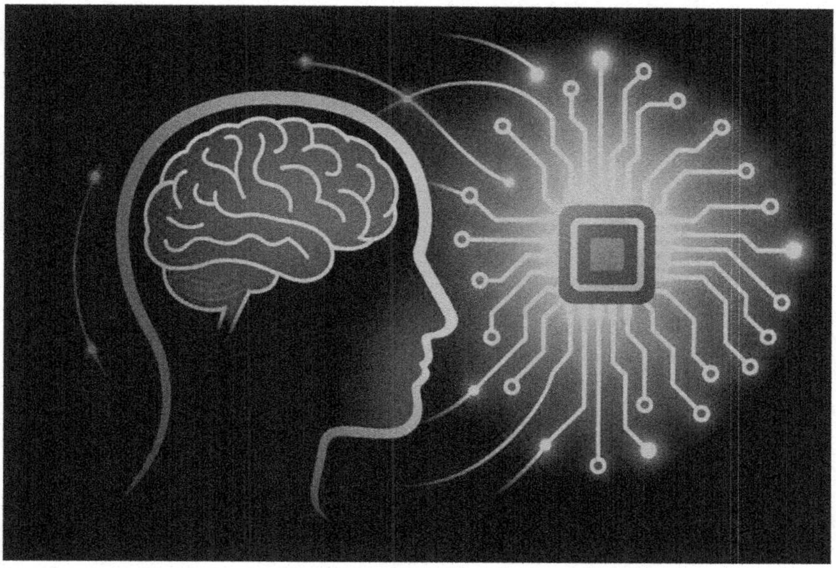

Figura 30. La inteligencia artificial no reemplaza al psiquiatra: amplifica su mirada y predice caminos invisibles de la mente.

CAPÍTULO 31
Nuevas terapias en investigación para la esquizofrenia: ketamina, neuromodulación y psicodélicos controlados

31.1 Introducción

La investigación contemporánea en psiquiatría busca más allá de los antipsicóticos tradicionales. Frente a la resistencia terapéutica y los efectos secundarios, han surgido enfoques innovadores que exploran **mecanismos neurobiológicos alternativos.** Entre ellos destacan la **ketamina**, la **neuromodulación cerebral** y los **psicodélicos controlados**, que abren la posibilidad de una psiquiatría más flexible y personalizada.

31.2 Ketamina y moduladores glutamatérgicos

- **Racional biológico:** la ketamina actúa como antagonista del receptor NMDA, modulando el Sistema glutamatérgico, clave en la hipótesis de disfunción sináptica en esquizofrenia.
- **Aplicaciones:**
  - En depresión resistente, la ketamina ya ha mostrado eficacia; en esquizofrenia se estudia su papel en síntomas negativos y cognitivos.
  - Ensayos preliminares con esketamina exploran su seguridad en esquizofrenia.
- **Limitaciones:** riesgo de exacerbación de síntomas psicóticos en Algunos pacientes.

31.3 Neuromodulación cerebral

- Técnicas principales:

- **Estimulación magnetic transcraneal (TMS):** aplicado sobre corteza prefrontal dorsolateral, mejora síntomas negativos y cognitivos.
- **Estimulación transcraneal por corriente directa (tDCS):** modulación suave de la excitabilidad cortical.
- **Estimulación cerebral profunda (DBS):** aún experimental, dirigida a tálamo y corteza cingulada anterior.

- **Ventajas:** no farmacológicas, reversibles y bien toleradas.

31.4 Psicodélicos controlados

Moléculas en estudio: psilocibina, LSD y MDMA bajo protocolos estrictos.

Fundamento: inducen estados de plasticidad sináptica y experiencias introspectivas que pueden favorecer la integración psicológica.

En esquizofrenia: se investigan con extrema cautela por el riesgo de psicosis inducida, pero podrían ofrecer Beneficios en fases de síntomas negativos o depresivos asociados.

31.5 Perspectivas clínicas

Los tratamientos experimentales requieren protocolos rigurosos de selección y seguimiento.

El futuro podría integrar estás terapias como **coadyuvantes personalizados** en pacientes resistentes.

La combinación de farmacogenómica + neuromodulación + psicodélicos podría abrir un paradigma multimodal.

Ejemplo clínico

María, 28 años, con esquizofrenia resistente a tres antipsicóticos, participa en un ensayo de TMS. Tras 20 sesiones, mejora su motivación y habilidades sociales, lo que le permite retomar estudios universitarios.

31.6 Conclusiones

Las nuevas terapias en investigación representan la frontera más audaz de la psiquiatría actual. Aunque aún requieren evidencia robusta, abren un horizonte donde la esquizofrenia puede tratarse desde múltiples ángulos más allá de la dopamina.

Mensaje clave: el futuro del tratamiento no está en un solo fármaco, sino en **redes terapéuticas que integren farmacología, tecnología y neurociencia de la conciencia** (figura 31).

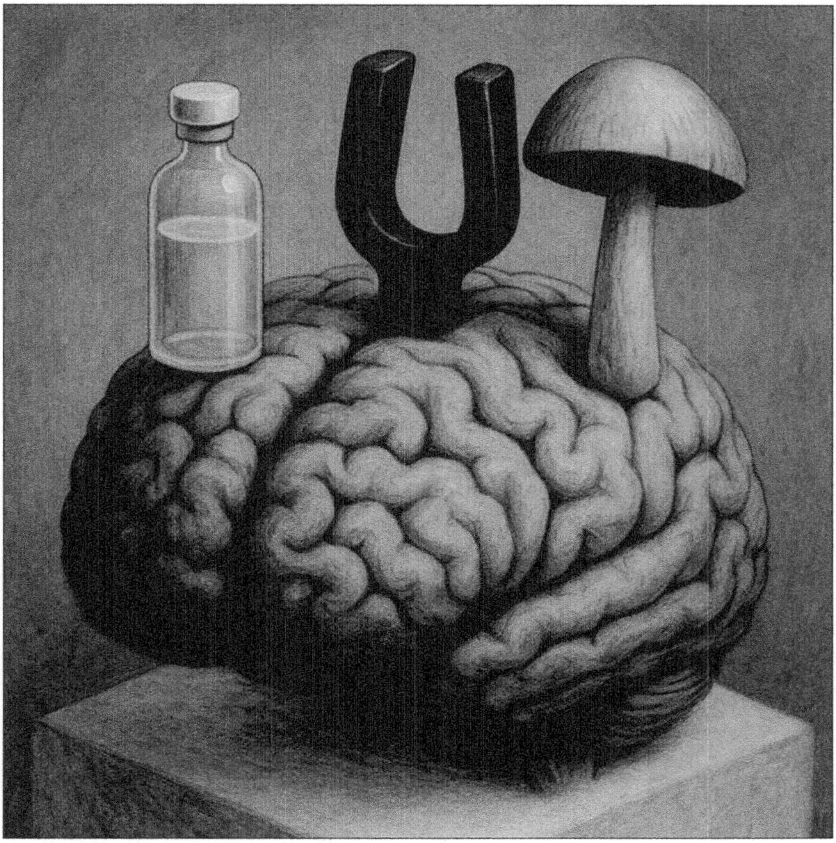

Figura 31. Ketamina, neuromodulación y psicodélicos controlados representan nuevas puertas hacia la psiquiatría del futuro.

CAPITULO 32
El futuro de la psiquiatría personalizada en la esquizofrenia

32.1 Introducción

La psiquiatría del siglo XXI se dirige hacia un paradigma donde cada paciente es visto no solo como un diagnóstico, sino como un **individuo con un perfil único biológico, psicológico y social**. En la esquizofrenia, la personalización del tratamiento es especialmente crucial, dado su curso heterogéneo y la variabilidad en la respuesta a fármacos y terapias.

32.2 Dimensiones de la personalización

a) Biológica

- **Genómica y farmacogenómica:** selección de fármacos según variaciones en CYP2D6, DRD2, HTR2A, entre otros.
- **Biomarcadores neuroquímicos:** niveles de dopamina, glutamato y GABA como predictores de respuesta.
- **Neuroimagen multimodal:** patrones de conectividad para diferenciar subtipos clínicos.

b) Psicológica

- Adaptar psicoterapias a estilos cognitivos individuales.
- Identificar fortalezas y vulnerabilidades emocionales.
- Diseñar programas de rehabilitación que potencien habilidades específicas.

c) Social

- Considerar contexto cultural, nivel educativo, red de apoyo familiar y comunitario.

- Implementar intervenciones basadas en necesidades laborales y habitacionales.
- Políticas públicas que reduzcan inequidades en el acceso al tratamiento.

32.3 Herramientas emergentes

- **Inteligencia artificial:** algoritmos que combinan genética, neuroimagen y datos clínicos.
- **Psiquiatría digital:** uso de aplicaciones móviles, sensores y big data para monitoreo en tiempo real.
- **Modelos integrados:** salud mental + medicina general + redes sociales de apoyo.

Ejemplo clínico

Daniela, 26 años, con esquizofrenia, se somete a un panel farmacogenómico que revela metabolización lenta de risperidona. Su psiquiatra ajusta la dosis y combina el tratamiento con un programa digital de monitoreo de sueño y un taller de arteterapia. El plan individualizado permite un mejor control de síntomas y una reintegración laboral exitosa.

32.4 Conclusiones

La psiquiatría personalizada no es un lujo, sino una necesidad. En esquizofrenia, significa pasar del modelo uniforme a un **traje terapéutico a medida**, donde cada intervención se ajusta al perfil del paciente.

Mensaje clave: el futuro del tratamiento en esquizofrenia está en la integración de ciencia, tecnología y humanidad al servicio de cada individuo (figura 32).

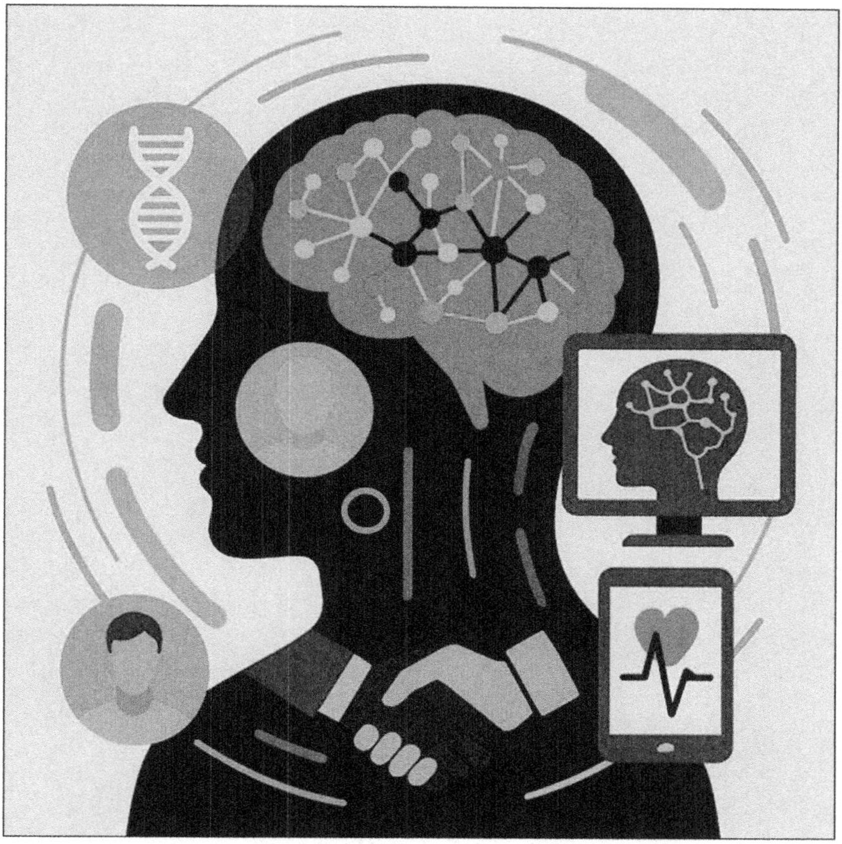

Figura 32. La psiquiatría personalizada es un traje terapéutico a medida, tejido con ciencia, tecnología y humanidad.

PARTE VII
Cultura, arte y sociedad

CAPÍTULO 33
La esquizofrenia en la literatura universal

Cuando la locura se vuelve palabra
y el delirio se transforma en metáfora.

33.1 Introducción: la mente como territorio narrativo

La literatura ha sido desde siempre el laboratorio secreto de la mente. Mucho antes de que la psiquiatría pusiera nombre a la esquizofrenia, los poetas, dramaturgos y novelistas ya exploraban el vértigo de la conciencia fragmentada, el eco de las voces interiores y el abismo entre el yo y el mundo. Cada gran obra sobre la locura es, en esencia, un intento de comprender **lo inefable del pensamiento humano**. En sus páginas, los delirios son espejos, las voces son símbolos y la confusión se convierteen un lenguaje estético.

De **Eurípides** a **Virginia Woolf**, de **Cervantes** a **Dostoievski**, la locura ha sido tanto condena como revelación: una grieta luminosa donde el alma se transparenta.

33.2 Los orígenes: la locura sagrada y el mito

En la literatura antigua, el delirio no era enfermedad: era **trance divino**. Los griegos lo llamaban *mania*, y lo asociaban con los dioses.

- En *Las Bacantes*, **Eurípides** retrataa Agave poseída por Dionisio, desbordada por una fuerza más grande que ella.

- En la *Ilíada*, los héroes actúan en estados de éxtasis furioso; en la Biblia, los profetas hablan con voces interiors que son divinas, no patológicas.

El delirio era entonces un puente entre lo humano y lo trascendente. Solo siglos después, cuando la razón se erigió como soberana, la locura comenzó a ser vista como ruptura, no como revelación.

33.3 El siglo de la introspección: del Romanticismo a la mente dividida

El Romanticismo dio voz al yo desgarrado. En el siglo XIX, la literatura se volvió espejo de la mente atormentada: la locura ya no provenía de los dioses, sino del exceso de conciencia.

- **Dostoievski**, en *El doble*, hace del desdoblamiento un símbolo del alma que se observa a sí misma hasta fracturarse.
- **Edgar Allan Poe** lleva al lector dentro de cerebros febriles donde la culpa y la obsesión disuelven la realidad.
- **Emily Dickinson** escribió versos que rozan la frontera de lo místico y lo esquizoide: *"I felt a funeral in my brain..."*
- En **Flaubert** y **Maupassant**, la alienación se convierte en espejo del tedio burgués: la locura como producto de la modernidad.

Aquí nace el concepto de **la mente dividida**, germen literario de lo que la ciencia luego llamaría esquizofrenia.

33.4 Siglo XX: la modernidad fragmentada

El siglo XX es el tiempo de la **conciencia rota**. La literature deja de narrar locos para narrar **realidades deshechas**.

- **Virginia Woolf**, en *Las olas* o *Al faro*, convierte el flujo de conciencia en una sinfonía de percepciones múltiples: la identidad es ya un río que nunca se detiene.
- **Franz Kafka**, en *El proceso*, muestra cómo el absurdo externo se internaliza hasta volverse esquizofrénico: la burocracia como delirio colectivo.
- **Sylvia Plath** y **Robert Lowell** transforman el sufrimiento mental en confesión poética, abriendo una estética del colapso interior.

- En Latinoamérica, **Juan Rulfo** (*Pedro Páramo*) y **José Donoso** (*El obsceno pájaro de la noche*) funden lo real y lo espectral, convirtiendo la esquizofrenia en metáfora de la memoria y la identidad latinoamericana.

La locura deja de ser individual: se convierte en símbolo del siglo.

33.5 Autores que conocieron el abismo

Algunos escritores no escribieron *sobre* la esquizofrenia, sino *desde* ella.

- **Antonin Artaud**, poeta y actor francés, internado en asilos y tratado con *electroshock*, proclamó: "No estoy loco; mi mente es una heridas abierta". En su*Teatro de la crueldad*, la locura se transforma en lenguaje corporal y místico.
- **Vaslav Nijinsky**, el legendario bailarín, escribió su diario desde el borde de la psicosis, con lucidez desgarradora.
- **Joanne Greenberg**, en *I Never Promised You a Rose Garden*, narrow su propio proceso de recuperación, humanizando la enfermedad mental y mostrando su reverso: la resiliencia.

Estos autores convirtieron el sufrimiento en arte, la disociación en revelación estética.

33.6 El poder simbólico de la palabra

La literatura no diagnostica, pero **revela**. Es el lenguaje el que permite transformar la experiencia psicótica —caótica, sensorial, inabarcable— en relato, en ritmo, en imagen.

En ese acto, la escritura se convierte en una forma de sanación simbólica: el escritor que pone en palabras la locura deja de ser víctima y se vuelve **testigo lúcido del misterio humano**.

Por eso, cada obra sobre esquizofrenia es también un tratado poético sobre la identidad, la percepción y la fragilidad del yo.

33.7 Conclusiones

La esquizofrenia en la literatura universal no es solo un tema narrativo: es **una forma de conocimiento**. A través de ella, el arte ha explorado lo que la ciencia apenas comienza a medir: la multiplicidad de la mente, la delgada frontera entre el sueño y la vigilia, entre el delirio y la visión.

Mensaje clave: la literatura no cura la esquizofrenia, pero la ilumina; la convierte en una forma de belleza trágica, en un espejo donde el alma humana se reconoce más compleja, más profunda y más digna (figura 33).

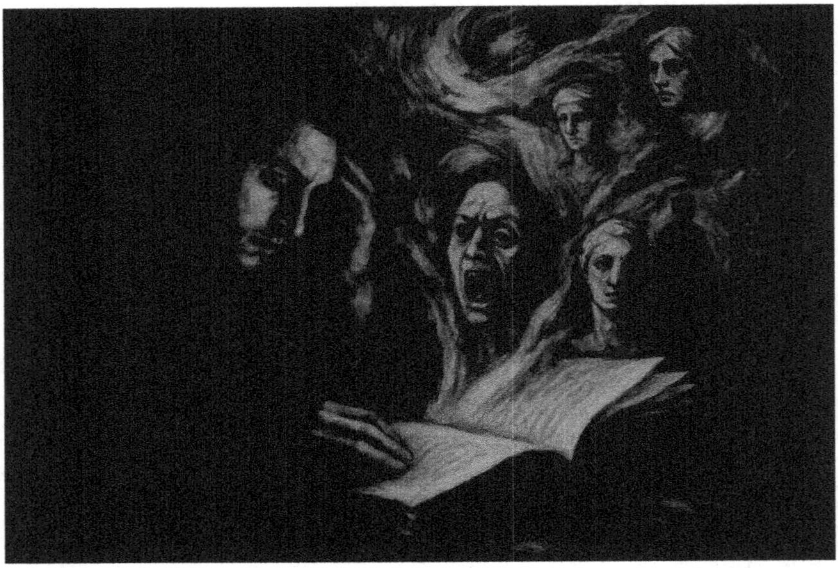

Figura 33. La literatura abre las páginas donde la mente fragmentada se vuelve poesía, y el delirio encuentra su voz.

CAPÍTULO 34
La esquizofrenia en la pintura y la escultura

Cuando el delirio se convierte en forma
y el silencio se vuelve color.

34.1 Introducción: el arte como espejo de la mente

La pintura y la escultura han sido, desde tiempos antiguos, **laboratorios visuales de la psique humana**. Cada trazo, cada volumen y cada textura pueden revelar lo que las palabras no alcanzan a decir. En la esquizofrenia, donde la realidad se fragmenta y el yo se disuelve, el arte se convierte en una **vía de comunicación entre mundos**: el interno, invisible, y el externo, tangible.

El arte no solo ilustra la locura: **la interpreta, la traduce y, a veces, la cura**. A través de sus formas, la esquizofrenia deja de ser un trastorno para convertirse en un lenguaje estético que revela el misterio del pensamiento.

34.2 Los orígenes: del símbolo religioso al delirio visionario

Durante la Edad Media y el Renacimiento, las visiones y delirios eran entendidos como **revelaciones místicas**. Muchos artistas representaban apariciones, éxtasis o ángeles con rostros múltiples, anticipando visualmente los fenómenos alucinatorios.

- En las pinturas de **El Bosco (Hieronymus Bosch)**, los cuerpos metamorfoseados y los mundos imposibles reflejan estados alterados de conciencia.
- **Matthias Grünewald**, en el *Retablo de Isenheim*, retrató el sufrimiento humano con una intensidad casi psicótica, donde el dolor se vuelve divino.

Estos artistas, sin conocer el lenguaje de la psiquiatría, fueron losprimeros en representar **el paisaje interno del delirio**.

34.3 El siglo XIX: Romanticismo, alienación y retratopsicológico

Con el Romanticismo, la locura dejó de ser pecado para convertirse en **pasión y genio**.

- **Francisco de Goya**, en sus *Pinturas Negras*, abrió el abismo de la mente atormentada: figuras deformes, rostros alucinados, escenas que parecen emerger de un sueño febril.
- **Van Gogh**, con su trazo vibrante y su color convulsivo, convirtió el sufrimiento en una experiencia luminosa. En sus cartas a Theo confesaba: "No puedo evitarlo; mi mente ardec omo mis colores".
- **Edvard Munch**, en *El grito*, hizo visible la angustia existencial moderna; la distorsión visual se vuelve resonancia emocional.

En estos artistas, el arte no solo representó la locura: **fue su modo de sobrevivir a ella**.

34.4 Siglo XX: el arte psicótico y la libertad del inconsciente

El siglo XX, con el auge de la psiquiatría y el psicoanálisis, introdujo una nueva categoría estética: el**"arte psicótico"** o **"art brut"**.

- **Hans Prinzhorn**, psiquiátra alemán, reunion en 1922 más de 5 000 obras creadas por pacientes esquizofrénicos, demostrando que el arte podia nacer de la desintegración del yo.
- Entre ellas, destacaban las de **August Natterer**, quien pintó sus visiones con precision casi científica: arquitecturas imposibles, cuerpos fusionados, geometrías delirantes.
- Más tarde, el artista **Jean Dubuffet** celebró ese arte espontáneo, sin formación académica, como expresión pura del inconsciente.

Estas obras revelan un fenómeno fascinante: incluso en la desorganización mental, **la mente busca estructura, ritmo y sentido**.

34.5 Neuroestética y esquizofrenia: la ciencia del trazo

Desde la neurociencia, se ha observado que los pacientes esquizofrénicos presentan alteraciones en redes cerebrales que modulan la percepción y la integración visual.

- **Hiperconectividad sensorial:** exceso de actividad en corteza visual y áreas de asociación, que puede explicar la intensidad cromática y la hiperdetallación.
- **Déficit en la coherencia global:** dificultad para integrar el todo, lo que da lugar a composiciones fragmentadas o simétricamente imposibles.
- **Alteración dopaminérgica:** mayor liberación de dopamina en vías mesolímbicas, que puede generar una percepción de "significado aumentado", donde cada color o forma adquiere valor simbólico.

El arte psicótico, por tanto, no es caótico: es la representación visual de un cerebro que percibe demasiado.

34.6 Escultura y tridimensionalidad del delirio

En la escultura, la esquizofrenia se expresa a través de **formas orgánicas distorsionadas y estructuras simbólicas**.

- En las obras de **Alberto Giacometti**, las figuras alargadas parecen desintegrarse en el espacio, como si la percepción del cuerpo se derritiera con la realidad.
- Algunos pacientes artistas crean figuras repetitivas, mandálicas o totémicas, buscando un orden que el mundo real les niega.
- El trabajo con arcilla, madera o piedra en terapia ocupacional permite **reconstruir la identidad corporal:** moldear es un acto de reintegración del yo.

34.7 Arte y terapia: el color como antídoto del silencio

El **arteterapia** ha demostrado que la creación visual ayuda a procesar emociones psicóticas. El acto de pintar o esculpir activa circuitos prefrontales que regulan la ansiedad y el pensamiento desorganizado. El arte no cura la esquizofrenia, pero **devuelve la posibilidad de comunicar lo indecible**, ofreciendo una narrativa simbólica cuando las palabras fallan.

34.8 Conclusiones

La esquizofrenia en la pintura y la escultura no es solo un testimonio del sufrimiento: es una **celebración del impulse creativo como forma de supervivencia psíquica**. Cada trazo, cada textura, cada sombra es un puente entre dos mundos: el interno —rico, turbulento, inabarcable— y el externo —limitado, racional, compartido—.

Mensaje clave: el arte no explica la esquizofrenia, pero la revela; convierte el caos en cosmos, el delirio en forma, y la mente fragmentada en belleza eternal (figura 34).

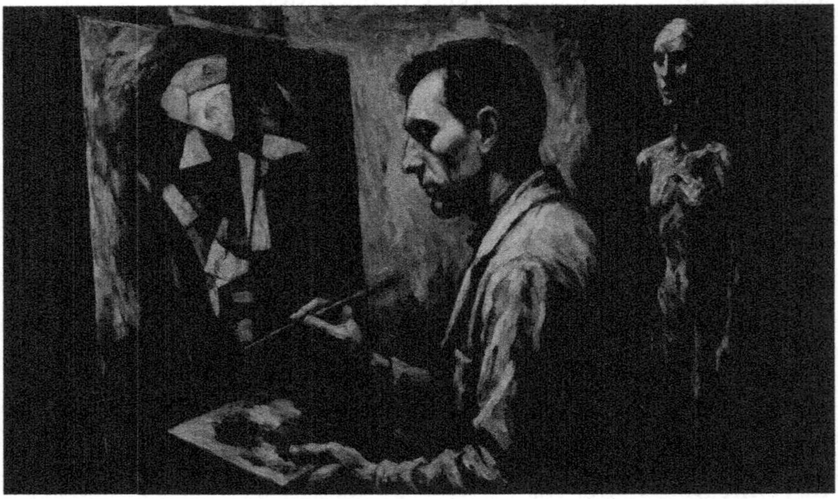

Figura 34. El arte transforma la fractura de la mente en un rostro visible; la locura, en forma y color.

CAPÍTULO 35
La esquizofrenia en el cine y la televisión

Cuando la mente dividida se proyecta en la pantalla.

35.1 Introducción: el cine como espejo del inconsciente

El cine, más que cualquier otra forma de arte, ha permitido **visualizar la experiencia subjetiva de la esquizofrenia**. La cámara puede fragmentar el tiempo, duplicar perspectivas, alterar voces y realidades, convirtiéndose en una extensión del cerebro humano. Desde los primeros filmes expresionistas hasta las producciones contemporáneas de neurodrama psicológico, la pantalla ha servido para **traducir la psicosis en imágenes**, acercando al espectador al universo interno del delirio y la desorganización mental.

El séptimo arte ha hecho visible lo invisible: la distorsión de la percepción, la pérdida del yo y la búsqueda de sentido dentro del caos.

35.2 Primeras representaciones: el expresionismo y la locura como metáfora

En la Alemania de entreguerras, el **expresionismo cinematográfico** convirtió la locura en lenguaje visual.

- *El gabinete del Dr. Caligari* (1920), de **Robert Wiene** es una alegoría de la mente paranoide: scenarios inclinados, sombras distorsionadas, identidades fragmentadas.

- En *Metrópolis* (1927), de **Fritz Lang**, la esquizofrenia social se proyecta en la deshumanización industrial.

- El expresionismo reveló que la locura no estaba solo en los personajes, sino en el propio mundo moderno.

Estos filmes anticiparon el concepto de **realidades múltiples**, décadas antes de que la neurociencia hablara de redes cerebrales desorganizadas.

35.3 Hollywood y la era del "genio torturado"

Durante el siglo xx, Hollywood exploró la esquizofrenia desde la perspectiva del **genio incomprendido o el científico enloquecido**.

- *A Beautiful Mind* (2001), basada en la vida del matemático **John Nash**, humanizó la psicosis mostrando el delirio no como monstruo, sino como compañero interior.
- *Shine* (1996) narró la historia real del pianista **David Helfgott**, donde la música se convierte en terapia y fuga.
- *The Soloist* (2009) retrató la esquizofrenia urbana con una mirada empática, integrando arte, soledad y compasión social.

Estas películas transformaron la visión del espectador: **del miedo al entendimiento**, del estigma a la empatía.

35.4 El cine psicológico contemporáneo: fragmentación e identidad

Las últimas décadas han mostrado un giro hacia la **subjetividad radical**.

- *Black Swan* (2010) utiliza la danza para explorar el desdoblamiento del yo y la psicosis artística.
- *Fight Club* (1999) representa el trastorno de identidad y la alienación moderna como síntomas de una esquizofrenia social.
- *Joker* (2019) plantea la delgada frontera entre exclusión, trauma y locura, recordando que la enfermedad mental no surge en el vacío, sino en un contexto de desigualdad y deshumanización.

En estos filmes, el espectador no observa al "loco": **entra en su mente**.

35.5 Televisión y cultura digital: la mente como serie

Las series contemporáneas han elevado el retrato de la esquizofrenia a un nuevo nivel narrativo.

- *Mr. Robot* (2015–2019) combina paranoia tecnológica y disociación de identidad.

- *Legion* (2017–2019), inspirada en cómics de Marvel, fusionan neurociencia y estética psicodélica para representar al "héroe esquizofrénico".

- *The OA* (2016–2019) mezcla trauma, espiritualidad y universos paralelos, cuestionando qué parte del delirio es en realidad una forma de percepción expandida.

Estas producciones reflejan un cambio cultural: **de la esquizofrenia como enfermedad a la esquizofrenia como metáfora de una mente hiperconectada y saturada de estímulos**.

35.6 Neurocine y representación científica de la psicosis

En la última década, el cine ha comenzado a colaborar con la neurociencia para representar con mayor precision los fenómenos psicóticos.

- Efectos visuales que simulan **alucinaciones auditivas y visuales**, alteraciones del tiempo y la autopercepción.

- Sonidos binaurales que reproducen la experiencia subjetiva de las voces internas.

- Asesoría clínica de psiquiatras y pacientes para crear representaciones más fieles.

El neurocine busca **comprender a través del arte lo que la ciencia aún no puede medir completamente**.

35.7 Perspectiva crítica: entre la empatía y la distorsión

Aunque muchas películas han contribuido a humanizar la esquizofrenia, otras han reforzado estereotipos de peligro y violencia. El desafío actual del cine y la televisión es **representar la enfermedad sin sensacionalismo**, mostrando tanto el sufrimiento como la posibilidad de recuperación y creatividad.

La narrativa cinematográfica tiene el poder de crear conciencia o perpetuar el miedo; la ética del arte consiste en elegir el primer camino.

35.8 Conclusiones

El cine y la televisión son los espejos culturales donde la esquizofrenia ha pasado de ser un monstruo invisible a una realidad compleja, humana y simbólica.

La pantalla nos enseña que el delirio puede ser comprendido, que la psicosis puede tener belleza, y que la mente fragmentada sigue siendo una mente profundamente humana.

Mensaje clave: el cine no inventa la esquizofrenia, pero le da rostro, movimiento y voz; convierte la locura en relato y la comprensión en arte (figura 35).

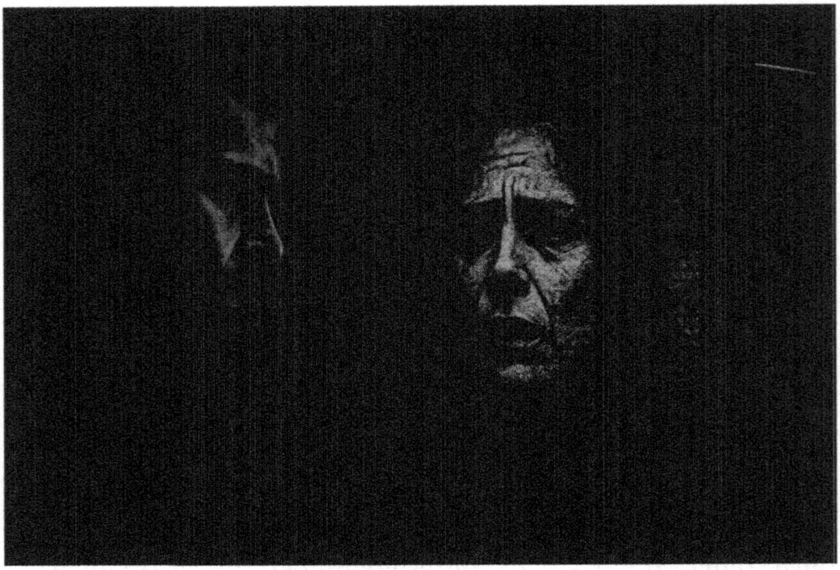

Figura 35. El cine convierte la mente fragmentada en imagen: una ventana donde el delirio se proyecta y la empatía despierta.

CAPÍTULO 36
Personajes históricos y contemporáneos con esquizofrenia

Cuando la mente dividida se convierte en fuente de arte, ciencia y trascendencia.

36.1 Introducción: entre el genio y el abismo

A lo largo de la historia, numerosos individuos diagnosticados —o sospechados retrospectivamente— de esquizofrenia han dejado una huella indeleble en la humanidad. Algunos transformaron su sufrimiento en creación; otros lo sublimaron en pensamiento filosófico, espiritual o científico. Estudiar sus vidas no busca romantizar la enfermedad, sino **reconocer la complejidad de la mente humana:** su capacidad de crear belleza desde el caos, y sentido desde la fragmentación.

Comprender la esquizofrenia a través de sus protagonistas es también comprender el potencial creativo de la mente en sus límites.

36.2 Antonin Artaud: la locura como revelación poética

Poeta, actor y teórico francés, Artaud (1896–1948) fue hospitalizado por psicosis durante casi una década. En su *Teatro de la crueldad*, convirtió su experiencia de disolución mental en una estética del cuerpo y del grito. Su lenguaje fragmentado, su misticismo visionario y su crítica al racionalismo occidental lo convirtieron en un símbolo de la **locura lúcida:** el artista que hace del delirio un acto filosófico.

36.3 John Nash: la matemática de la mente

Premio Nobel de Economía, **John Forbes Nash Jr.** (1928–2015) padeció esquizofrenia paranoide durante años. Su caso, retratado en *A Beautiful Mind*, mostró cómo la mente dividida puede conserver una lógica interna compleja. Nash describía sus delirios como "matrices de significado", demostrando que la esquizofrenia no destruye la inteligencia: **la distorsiona, la reorienta y a veces la transforma en intuición abstracta**.

36.4 Vaslav Nijinsky: el cuerpo que danzaba el delirio

El prodigioso bailarín ruso (1890–1950) fue diagnosticado con esquizofrenia a los 29 años. En sus *Diarios*, escribió desde la frontera entre éxtasis y disolución:

"Soy Dios en movimiento". Su danza, innovadora y casi transgresora, anticipó el arte contemporáneo del cuerpo. La esquizofrenia no apagó su talento: lo transform en gesto místico.

36.5 Zelda Fitzgerald: la musa atrapada en el laberinto

Escritora, bailarina y esposa del novelista F. Scott Fitzgerald, Zelda (1900–1948) padeció múltiples internamientos psiquiátricos. Su novella *Save Me the Waltz* narra la búsqueda de identidad en medio del caos mental. Su vida refleja el drama de muchas mujeres diagnosticadas en contextos patriarcales, donde la **creatividad femenina era confundida con locura**.

36.6 Syd Barrett: el sonido del colapso

Fundador de **Pink Floyd**, Barrett (1946–2006) redefinió el sonido psicodélico antes de ser devorado por sumente. Su música temprana expresa la esencia del pensamiento esquizofrénico: asociaciones libres, disonancias, ruptura de estructura. Su retiro absoluto del mundo no fue fracaso, sino refugio. En su silencio, el eco de su arte siguió transformando generaciones.

36.7 Brian Wilson: armonía y tormenta

El líder de los **Beach Boys**, Brian Wilson (n. 1942), vivió décadas de psicosis auditiva. Sin embargo, de esas voces internas nació *Pet Sounds*, uno de los álbumes más influyentes de la historia. Su caso es un recordatorio poderoso: **no todo delirio destruye; Algunos crean melodías que aún nos hacen comprender la mente humana en clave mayor**.

36.8 El lado espiritual: místicos, profetas y visionarios

Algunos personajes históricos cuya experiencia se asemeja a la esquizofrenia no fueron artistas, sino **místicos**.

- **Hildegarda de Bingen**, abadesa medieval, describía visiones lumínicas con precisión sensorial.
- **Ezequiel** o **Juana de Arco** escuchaban voces, veían luces y actuaban bajo mandates divinos.
- Desde la neurociencia actual, se interpretan como experiencias de hiperactividad límbica y disociación perceptiva, pero desde la historia, fueron consideradas **revelaciones trascendentes**.

36.9 Neuropsiquiatría de la genialidad esquizofrénica

Estudios recientes muestran que la creatividad y la esquizofrenia comparten **rasgos neurobiológicos**:

- Mayor conectividad entre redes de pensamiento divergente y asociaciones semánticas.
- Activación espontánea del *default mode network*, generando flujo incesante de ideas.
- Disminución de inhibición prefrontal, permitiendo mayor libre asociación, aunque a costa de la coherencia lógica.

Así el genio y la locura pueden considerarse **extremos de un mismo espectro neurocognitivo**.

36.10 Conclusiones

Las figuras históricas y contemporáneas con esquizofrenia demuestran que la enfermedad no anula la humanidad: la revela. En ellas, el sufrimiento y la creación coexisten, recordándonos que incluso en la mente fracturada **habita una chispa de trascendencia**.

Mensaje clave: la esquizofrenia no define a quienes la padecen; solo amplifica el misterio del alma humana, donde el dolor y la belleza pueden ser una misma fuerza (figura 36).

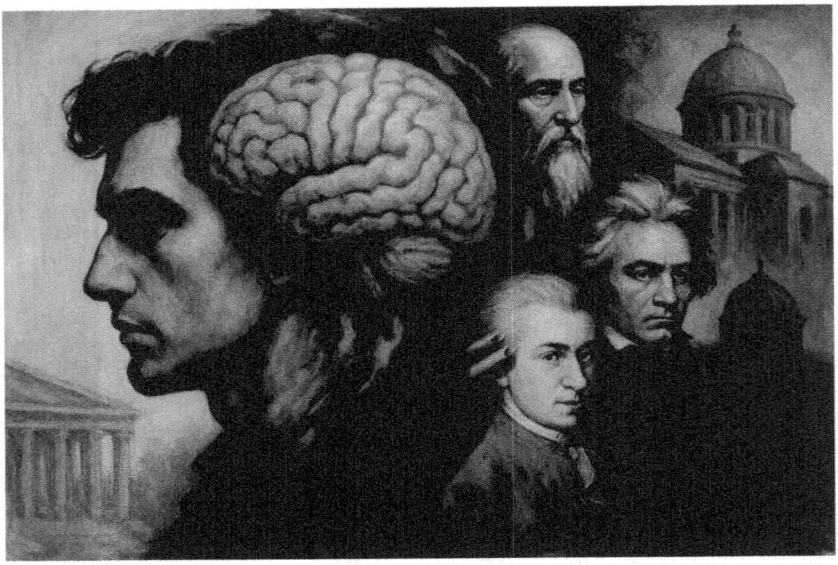

Figura 36. La misma mente que se fragmenta es la que engendra música, números y luz.

CAPÍTULO 37
El estigma y los derechos humanos en la esquizofrenia

De la exclusión al reconocimiento:
dignidad, libertad y comprensión.

37.1 Introducción: el peso del prejuicio

A lo largo de la historia, la esquizofrenia ha sido una de las enfermedades más estigmatizadas del mundo. El miedo, la ignorancia y la falta de comprensión científica la convirtieron en sinónimo de "locura", "peligro" o "violencia". Pero detrás de esos estereotipos hay millones de personas que **piensan, sienten, aman y sueñan** como cualquiera. El estigma no solo hiere la autoestima del paciente: **viola derechos humanos fundamentales**, como la educación, el trabajo, la salud y la participación social. El estigma es una forma invisible de violencia: mata antes que la enfermedad.

37.2 Breve historia del estigma

Desde la Edad Media, la locura fue vista como castigo divino o posesión demoníaca. Con el nacimiento de la psiquiatría en el siglo XIX, los manicomios se convirtieron en espacios de exclusion más que de curación. En el siglo XX el cine, la prensa y la cultura popular consolidaron imágenes de "peligro" y "locura sin esperanza".

Recién en las últimas décadas, la neurociencia y los movimientos sociales comenzaron a transformar la narrativa: De "enfermo peligroso" a "persona con derechos".

37.3 Formas actuales de estigmatización

El estigma hoy se manifiesta en múltiples niveles:

- **Social:** discriminación, aislamiento, miedo, rechazo en el empleo o vivienda.
- **Cultural:** medios que refuerzan el estereotipo del "psicótico violento".
- **Institucional:** servicios de salud que niegan autonomía o consentimiento informado.
- **Interno:** el propio pacientes asimila la idea de ser "menos valioso", generando desesperanza.

Este último tipo, el **autoestigma**, puede ser tan destructivo como los síntomas clínicos.

37.4 La voz de los pacientes: hacia la ciudadanía plena

Los movimientos de usuarios y familiares —como *NAMI* en Estados Unidos, *FEAFES* en España o *RedEs* en América Latina— han impulsado un cambio paradigmático: **del pacientes pasivo al ciudadano activo**. Sus mensajes son claros: "Nada sobre nosotros sin nosotros". La inclusión comienza cuando las personas con esquizofrenia **participan en su propio tratamiento y en las decisiones que los afectan**.

37.5 Derechos humanos y esquizofrenia

La **Convención de la ONU sobre los Derechos de las Personas con Discapacidad (2006)** reconoce explícitamente el derecho a:

- La dignidad inherente y la autonomía personal.
- La igualdad ante la ley.
- La vida independiente y la inclusión comunitaria.
- El acceso a la salud, la educación y el empleo sin discriminación.

Sin embargo, aún existen países donde las personas con esquizofrenia **son institucionalizadas sin consentimiento, sometidas a violencia, o privadas de voto y custodia parental**. Proteger sus derechos es un imperativo ético y médico.

37.6 El rol de la psiquiatría moderna

La psiquiatría actual ya no puede limitarse al diagnóstico y tratamiento farmacológico. Debe convertirse en una **disciplina de defensa social**, que promueva políticas inclusivas y combata el lenguaje que reduce al paciente a su enfermedad.

El término "esquizofrenia" debe dejar de ser una etiqueta para convertirse en una **invitación a comprender una forma distinta de percibir el mundo**.

37.7 El arte y la educación como antídotos del estigma

El arte, la literatura y el cine —cuando se usan con responsabilidad— son poderosas herramientas para **humanizar la psicosis**. Programas educativos en escuelas, hospitales y medios pueden reducir el miedo social. El conocimiento es la vacuna más eficaz contra el estigma.

37.8 Hacia una ética de la empatía

La empatía no es compasión; es comprensión activa. Reconocer la humanidad de quien vive con esquizofrenia implica mirar más allá del diagnóstico y **escuchar la narrativa del sufrimiento sin juzgarla**. Cada paciente no es un "caso", sino una historia de resistencia y dignidad. El futuro de la salud mental será ético o no será.

37.9 Conclusiones

El estigma sigue siendo uno de los mayors obstáculos en el tratamiento y recuperación de la esquizofrenia. Romperlo requiere ciencia, educación y coraje moral. El respeto por los derechos humanos no es solo un marco legal: es un **acto de justicia poética hacia la mente humana**.

Mensaje clave: la esquizofrenia no debe ocultarse tras el miedo, sino iluminarse con empatía, respeto y verdad (figura 37).

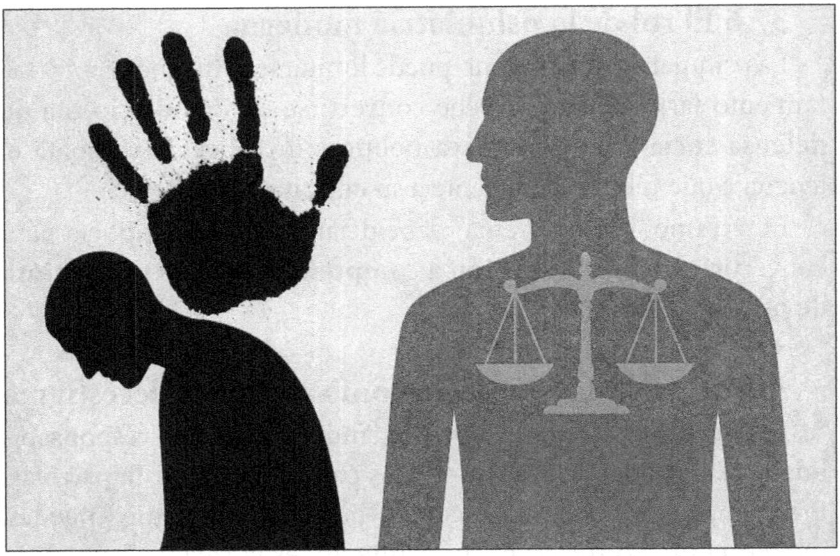

Figura 37. Romper el estigma no es solo un deber social, sino un acto de justicia hacia la mente humana.

PARTE VIII
Algoritmos clínicos y guías

CAPÍTULO 38
Algoritmo terapéutico en el primer episodio psicótico

Del diagnóstico precoz a la intervención integral.

38.1 Introducción: la ventana crítica

El **primer episodiopsicótico (PEP)** representa una de las etapas más decisivas en la evolución de la esquizofrenia. Intervenir de forma temprana y adecuada puede modificar el pronóstico a largo plazo, reducir el deterioro funcional y mejorar la calidad de vida del paciente.

La neurociencia actual muestra que durante los primeros años de la enfermedad el cerebro mantiene una **alta plasticidad sináptica:** el tratamiento adecuada puede literalmente "reorganizar" la mente y prevenir daños irreversibles.

El primer episodio no es el fin de la historia: es la oportunidad de escribir un nuevo comienzo.

38.2 Detección temprana y diagnóstico diferencial

El reconocimiento precoz exige distinguir entre:

- **Psicosis afectiva** (bipolar, depresiva).
- **Esquizofrenia incipiente.**
- **Trastornos psicóticos breves o inducidos por sustancias.**

Los **síntomas prodrómicos** incluyen: aislamiento social, desorganización leve, sospechas infundadas, afecto plano o cambios súbitos en el rendimiento académico. Las intervenciones en esta fase pueden prevenir el brote completo. La detección temprana depende más del ojo clínico sensible que de las máquinas.

38.3 Evaluación integral inicial

En la primera consulta deben considerarse los siguientes ejes:

1- **Evaluación psiquiátrica estructurada** (DSM-5/CIE-11).

2- **Exploración neurológica y metabólica:** descartar causas orgánicas (encefalitis, lupus, epilepsia del lóbulo temporal, hipertiroidismo, consumo de drogas, etc.).

3- **Estudios complementarios:** laboratorio, neuroimagen, electroencefalograma y farmacogenética.

4- **Entrevista familiar:** identificar factores de estrés, red de apoyo y percepción del problema.

El enfoque debe ser **biopsicosocial y culturalmente sensible**.

38.4 Principios generales del tratamiento

1- Iniciar con la mínima dosis eficaz posible.

- La tolerancia es clave en pacientes vírgenes a antipsicóticos.

2- Elegir un antipsicóticos atípico como primera línea.

- Preferidos: risperidona, aripiprazol, olanzapina, quetiapina.

3- Monoterapia siempre que sea posible.

4- Evitar benzodiacepinas crónicas.

5- Combinar desde el inicio psicoeducación, psicoterapia breve y apoyo familiar.

38.5 Algoritmo terapéutico (versión simplificada)

Fase 1 – Evaluación y estabilización (primeras 2–6 semanas):

- Antipsicótico atípico oral a dosis baja–moderada.
- Evaluar respuesta y efectos secundarios cada semana.
- Si hay riesgo suicida o catatónico: ingreso hospitalario breve.

Fase 2 - Consolidación (3–6 meses):

- Mantener el mismo fármaco si hay respuesta positiva.
- Iniciar programa de rehabilitación y psicoeducación familiar.
- Introducir psicoterapia cognitivo-conductual adaptada a psicosis.

Fase 3 – Mantenimiento (1–2 años):

- Continuar tratamiento con monitoreo clínico y metabólico.
- Considerar inyectables de acción prolongada si hay mala adherencia.
- Favorecer reintegración social y académica.

Fase 4 – Prevención de recaídas:

- Reducción gradual de dosis solo tras mínimo 2 años de estabilidad.
- Entrenamiento en reconocimiento de señalestempranas de recaída.
- Involucrar a la familia en plan de emergencia y seguimiento.

38.6 Rehabilitación cognitiva y funcional temprana

El tratamiento farmacológico debe integrarse con intervenciones psicosociales:

- **Entrenamiento cognitivo** (memoria, atención, flexibilidad).
- **Terapias ocupacionales** para mantener estructura diaria.
- **Educación familiar y programas de empleo protegido.**

La recuperación funcional temprana predice mayor pronóstico que la mera remisión de síntomas.

38.7 Rol de la farmacogenética y neuroimagen

La personalización del tratamiento antipsicóticos mediante estudios genéticos y neurofuncionales permite:

- Predecir respuesta farmacológica.
- Minimizar efectos adversos.
- Detectar vulnerabilidades metabólicas o cardíacas.

El futuro del primer episodio psicótico es la **psiquiatría de precisión:** tratar el cerebro y la biografía a la vez.

38.8 Conclusiones

El abordaje del primer episodio psicótico exige **rapidez diagnóstica, prudencia farmacológica y empatía terapéutica**.

Cada intervención temprana puede cambiar el curso vital del paciente.

Mensaje clave: el primer episodio psicótico no marca el comienzo de la esquizofrenia, sino el inicio de la recuperación posible (figura 38).

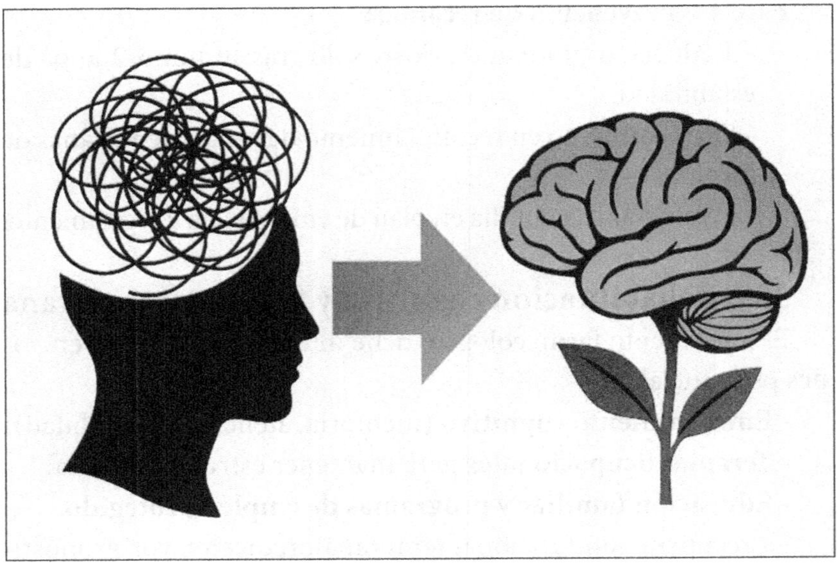

Figura 38. La intervención temprana convierte el caos neuronal en armonía; el cerebro, aun herido, conserva su poder de reconstruirse.

CAPÍTULO 39
Algoritmo en esquizofrenia resistente

Cuando la mente no responde, la ciencia debe insistir con precisión y esperanza.

39.1 Introducción: el desafío terapéutico

Aproximadamente el **30 % de los pacientes con esquizofrenia** presentan resistencia al tratamiento, es decir, **no logran una mejoría significativa tras dos ensayos adecuados con antipsicóticos distintos** (a dosis y duración apropiadas). Este grupo representa uno de los mayors retos en psiquiatría moderna, por su carga emocional, familiar y económica.

La esquizofrenia resistente no es un fracaso médico, sino una invitación a comprender mejor el cerebro y al paciente.

39.2 Definición operativa

Según los criterios de la ***Treatment Response and Resistance in Psychosis*** **(TRRIP)** ***Working Group***, se considera esquizofrenia resistente cuando:

- Han fallado **al menos dos antipsicóticos diferentes**, uno de ellos atípico.

- Cada ensayo ha durado **mínimo 6 semanas** con **dosis terapéuticas plenas** y **Adherencia confirmada.**

- Persisten **síntomas psicóticos significativos** (PANSS > 75 o CGI-S ≥ 4).

Debe descartarse antes:

- Diagnóstico incorrecto.
- Consumo de sustancias.
- Problemas de adherencia o metabolismo rápido del fármaco.

39.3 Etapa 1: Reevaluación diagnóstica y médica

Antes de declarer resistencia, es esencial:

1- Confirmar diagnóstico (descartar psicosis afectiva o esquizoafectiva).

2- Revisar adherencia (plasma de antipsicóticos, entrevistas familiares).

3- Evaluar interacciones farmacológicas.

4- Buscar comorbilidades (diabetes, epilepsia, endocrinopatías, déficitcognitivo grave).

5- Repetir neuroimagen y pruebas cognitivas.

A veces la "resistencia" no está en el cerebro, sino en el contexto.

39.4 Etapa 2: Clozapina: el oro terapéutico

La clozapina sigue siendo el fármaco más eficaz para la esquizofrenia resistente.

- Iniciar después de la falla documentada de dos antipsicóticos.
- Comenzar con **12,5 mg/día**, incrementando lentamente hasta **300–600 mg/día** según tolerancia.
- Control estricto de **recuento absoluto de neutrófilos (ANC)**:
    - Semanal durante los primeros 6 meses.
    - Quincenal durante el Segundo semestre.
    - Mensual posteriormente.
- Monitoreo de efectos adversos: agranulocitosis, miocarditis, sialorrea, estreñimiento, convulsiones.

Respuesta esperada: 40–60 % de mejoría clínica y funcional tras 3–6 meses.

39.5 Etapa 3: Estrategias de potenciación

Si la respuesta a la clozapina es parcial, se pueden aplicar estrategias complementarias:

- **Antipsicótico adicional:** aripiprazol, amisulprida o risperidona.
- **Antidepresivo o estabilizador:** sertralina, lamotrigina o valproato.

- **ECT (Terapia electroconvulsiva)** combinada con clozapina, especialmente útil en casos con catatonía o síntomas afectivos prominentes.
- **Terapias psicosociales intensivas:** entrenamiento en habilidades sociales, rehabilitación cognitiva y manejo familiar.

39.6 Etapa 4: Opciones emergentes y neurotecnológicas

Las líneas de investigación actuales incluyen:
- **Estimulación magnetic transcraneal (EMT)** sobre corteza dorsolateral prefrontal.
- **Estimulación cerebral profunda (DBS)** en núcleos límbicos.
- **Psicodélicos controlados** (como psilocibina o ketamina) en protocolos experimentales.
- ***Neurofeedback*** **y realidad virtual** para entrenamiento perceptivo y social.

Estas intervenciones buscan modular redes cerebrales resistentes a la farmacoterapia clásica.

39.7 Abordaje integral del pacientes resistente

El tratamiento no debe limitarse al fármaco:
- **Apoyo familiar estructurado** y educación emocional.
- **Intervención comunitaria y laboral adaptada.**
- **Atención médica integral:** control metabólico, cardiovascular y neurológico.
- **Prevención del suicidio:** monitoreo constante de ideación y conductas autolesivas.

El vínculo terapéutico empático sigue siendo el tratamiento más poderoso.

39.8 Farmacogenética y resistencia

La farmacogenómica permite identificar causas biológicas de resistencia:
- Polimorfismos en CYP1A2, CYP2D6 o DRD2.
- Hiperactividad dopaminérgica en vías mesolímbicas.

- Alteraciones glutamatérgicas y GABAérgicas.

La medicina de precision en psiquiatría permitirá, en el futuro, **predecir quién responderá a qué fármaco antes de iniciar el tratamiento**.

39.9 Conclusiones

La esquizofrenia resistente no representa el final del camino terapéutico, sino un **nuevo punto de partida para la innovación médica y la compasión clínica**. Cada pacientes resistente es una oportunidad para repensar la psiquiatría como arte y ciencia.

Mensaje clave: cuando el cerebro no responde, el corazón del médico debe insistir con más ciencia, más paciencia y más humanidad (figura 39).

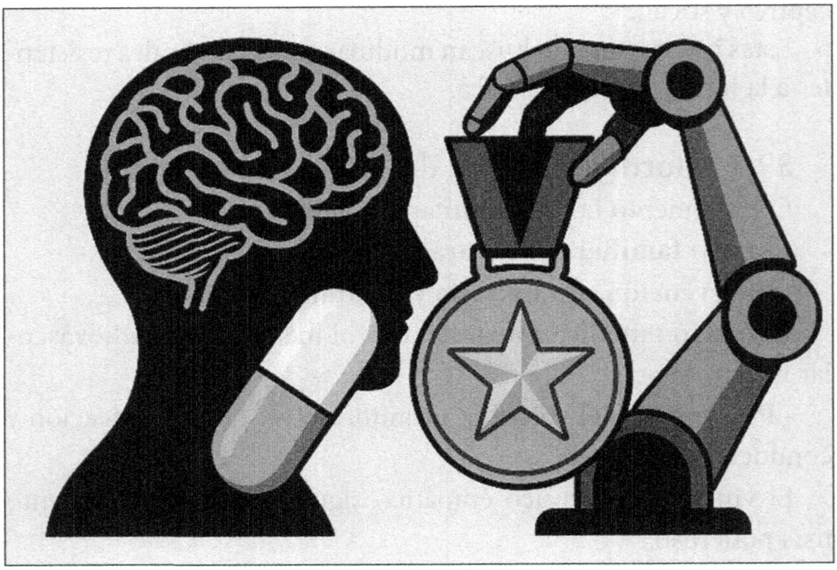

Figura 39. La ciencia y la compasión convergen en la resistencia: la luz dorada del conocimiento puede reorganizar incluso los circuitos más silenciosos del alma.

CAPÍTULO 40
Manejo en crisis psiquiátrica aguda

Entre el caos y la contención: la ciencia de estabilizar la mente sin apagar su dignidad.

40.1 La urgencia en psiquiatría

Una crisis psiquiátrica aguda es el punto de máxima tensión entre la biología y la biografía. Es el instante en que el cerebro, sobrecargado por estrés, trauma o enfermedad, pierde temporalmente su capacidad de integrar emociones, pensamientos y percepciones.

El clínico se encuentra frente a una mente en llamas: agitada, temerosa, fragmentada. No hay tiempo para teorías abstractas, pero sí hay espacio para la comprensión profunda. En ese momento, el objetivo no es solo controlar una conducta, sino **rescatar a una persona que se está ahogando dentro de su propia mente**.

Durante una crisis, el cerebro entra en modo de supervivencia. El sistema límbico, especialmente la **amígdala**, se activa con una intensidad comparable a la de un animal en peligro. Se liberan torrentes de **dopamina, adrenalina y cortisol**. La corteza prefrontal —responsable del juicio, la empatía y la regulación emocional— se desconecta parcialmente, dando paso a reaccionesprimitivas: huir, atacar o congelarse. Por eso, el pacientes en crisis no "razona mal": simplemente **su cerebro está programado para defenderse, no para dialogar**.

Un ejemplo frecuente es el joven de 22 años con un primer episodio psicótico que llega a urgencias convencido de que su familia lo quiere envenenar. Su cuerpo tiembla, su voz se acelera, su Mirada busca salidas. En ese instante, una palabra áspera o un gesto brusco puede desencadenar una agresión o un colapso emocional. El abordaje correcto exige más que protocolos: requiere **presencia humana**. El psiquiatra se sienta, mantiene la distancia justa, baja eltono de voz y dice: "No voy a hacerte daño. Estoy aquí para ayudarte". En ese momento comienza la desescalada. No se ha administrado aún un solo miligramo de medicación, pero el cerebro del paciente ha recibido el primer mensaje terapéutico: **seguridad**.

40.2 Evaluación inicial y causas frecuentes

Las causas de una crisis psiquiátrica pueden ser múltiples: brotes psicóticos, episodios maníacos, depresiones severas con riesgo suicida, intoxicaciones, duelos traumáticos o catatonías. La evaluación inicial debe centrarse en tres preguntas clave:

1- ¿Está en riesgo su vida o la de otros?

2- ¿Hay una causa médica subyacente?

3- ¿Cómo puedo estabilizarlo sin quitarle su humanidad?

Desde el punto de vista clínico, se combinan **estrategias farmacológicas y no farmacológicas**. Los antipsicóticos de acción rápida (haloperidol, olanzapina o ziprasidona IM) pueden controlar la agitación psicótica. Las benzodiacepinas (lorazepam, diazepam) son útiles para la ansiedad extrema, la catatonía o el insomnio agudo. Sin embargo, el medicamento más poderosa sigue siendo la actitud del equipo tratante. La enfermera que sostiene la mirada del paciente sin temor. El médico que evita gritar. El acompañante que, en lugar de sujetar, ofrecen su mano con firmeza.

40.3 La comunicación como herramienta terapéutica

El **lenguaje corporal** se convierte en instrumento terapéutico. En una habitación silenciosa, la respiración pausada del médico puede sincronizarse inconscientemente con la del paciente, reduciendo su frecuencia cardíaca y generando una sensación de control. A esto se le llama **corregulación emocional**, un concepto validado por la neurobiología del apego y cada vez más reconocido en la psiquiatría moderna.

El contexto ambiental también importa. Las luces suaves, la ausencia de ruido y la privacidad favorecen la recuperación. En algunos hospitales psiquiátricos de Escandinavia y Canadá, las "salas de calma" reemplazan las celdas de aislamiento. Están decoradas con colores cálidos, sillones ergonómicos y música de baja frecuencia. No hay barrotes: hay respeto. El mensaje implícito es poderoso: **no eres un prisionero, eres un ser humano en crisis.**

40.4 Ética y contención

Ética y neurociencia convergenen este punto. En la urgencia, el profesional tiene el deber de proteger, pero también de cuidar la dignidad. Restringir físicamente a un paciente solo se justifica cuando hay riesgo inminente y, aun así, debe hacerse con empatía y supervisión continua. No hay intervención más traumatic que sentirse reducido a un cuerpo peligroso.

Por eso, cada movimiento debe ir acompañado de palabras que devuelvan humanidad: "Esto es temporal", "te voy a soltar tan pronto como estés seguro", "estoy aquí, no te dejo solo".

40.5 La reconstrucción poscrisis

Tras el control inicial, la segunda fase es la **reconstrucción del significado**. El paciente, al salir de la crisis, suele preguntar: "¿Qué me pasó?". Responder con claridad y sin juicio es parte de la terapia. Explicarle que su cerebro sufrió una sobrecarga química y emocional le permite entender que no es su culpa, que la psicosis o el pánico no son castigos morales, sino **eventos biológicos y humanos**.

Aquí el trabajo psicoterapéutico comienza: devolverle un relato que puede integrar su experiencia y reducir el trauma de haber perdido el control.

En la práctica clínica, un ejemplo clásico es el del paciente con esquizofrenia que, tras una recaída por falta de medicación, llega a urgencias en estado de agitación. El tratamiento incluye olanzapina IM, observación médica y reintroducción progresiva del antipsicótico oral. Pero lo que determina su recuperación a largo plazo no es solo el fármaco: es el diálogo posterior con el psiquiátra donde comprende la importancia de no suspender la medicación, de reconocer las señales tempranas de recaída, de confiar nuevamente en su entorno.

40.6 Rehabilitación y seguimiento

El manejo de la crisis no termina con la estabilización; **comienza allí.** El seguimiento posterior, la educación familiar y la alianza terapéutica son las verdaderas herramientas para evitar el círculo de recaídas y hospitalizaciones. Cada crisis es también una oportunidad: la posibilidad de enseñar al paciente y a su familia que la mente puede romperse, sí, pero también puede **reconstruirse con ciencia, paciencia y compasión.**

40.7 Conclusiones

El manejo de una crisis psiquiátrica aguda exige combinar **ciencia, contención** y **humanidad.** Cada intervención es un acto médico, pero también un gesto ético. El psiquiatra que escucha, el enfermero que calma, el familiar que comprende, todos participan del mismo propósito: **devolver a la mente su ritmo y su dignidad.**

Mensaje final: En la crisis psiquiátrica aguda, el médico no lucha contra el paciente, sino junto a él. Contener no es inmovilizar; es acompañar a la mente en su regreso a la calma, devolviéndole su forma, su nombre y su esperanza (figura 40).

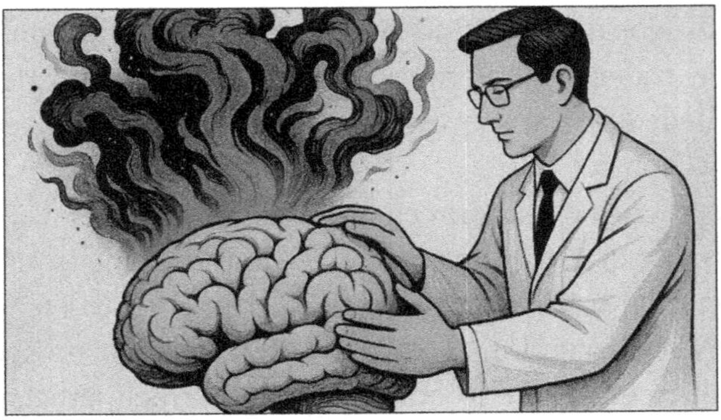

Figura 40. En medio del caos, la contención es un puente silencioso: sostiene al ser humano mientras su mente vuelve a encontrarse con la calma.

CAPÍTULO 41
Prevención de recaídas y adherencia al tratamiento

Mantener la estabilidad: el arte de sostener la mente cuando la tormenta parece haberse ido.

41.1 Introducción: la fragilidad de la estabilidad

La recuperación del paciente con esquizofrenia no termina cuando desaparecen las alucinaciones o los delirios. Al contrario, el verdadero desafío comienza en la estabilidad. Los primeros meses después de una mejoría clínica son un territorio ambiguo: el paciente se siente mejor, cuestiona la necesidad de los fármacos, la familia se relaja y el seguimiento disminuye. Es entonces cuando la enfermedad, silenciosa y paciente, puede reaparecer. La recaída no ocurre de un día para otro; es un proceso gradual, como una grieta que se abre lentamente en una pared que parecía sólida. Estudios longitudinales indican que hasta el 80 % de los pacientes que suspenden el tratamiento antipsicóticos recaen en los primeros 12 meses. Sin embargo, las recaídas no son inevitables: son previsibles y prevenibles si se comprende la biología del cerebro y la psicología del olvido.

41.2 Mecanismos neurobiológicos de la recaída

La esquizofrenia es una enfermedad de circuitos dopaminérgicos y glutamatérgicos, pero también de memoria homeostática. El cerebroque se recupera no "vuelve a cero"; conserva una vulnerabilidad latente, una predisposición al desequilibrio que puede reactivarse ante estrés, privación de sueño o suspension brusca del fármaco. A nivel molecular, la interrupción del tratamiento produce una hipersensibilización de los receptores D2: el sistema dopaminérgico reacciona con un rebote neuroquímico, intensificando los síntomas psicóticos. Es como retirar repentinamente los contrapesos de un puente que aún no ha consolidado su estructura.

41.3 Factores de riesgo para la recaída

Suspensión del tratamiento sin supervisión médica. Falta de conciencia de enfermedad (anosognosia). Consumo de sustancias psicoactivas (particularmente cannabis y estimulantes). Estrés psicosocial intenso o pérdida de apoyo familiar. Alteraciones del sueño y ritmos circadianos. Efectos secundarios no manejados adecuadamente. Cada uno de estos factores actúa como una chispa capaz de reactivar el fuego de la psicosis. La clave del manejo no es solo farmacológica, sino relacional y educativa.

41.4 Estrategias farmacológicas

La piedra angular de la prevención sigue siendo el tratamiento antipsicótico continuo. Los antipsicóticos inyectables de acción prolongada (LAI) han demostrado reducir la tasa de recaídas hasta en un 50 %. La clozapina mantiene su rol en la prevención de recaídas en pacientes resistentes. Los estabilizadores del ánimo (como valproato o lamotrigina) pueden ser útiles en pacientes con component afectivo. La monoterapia supervisada es preferible a las combinaciones múltiples, que aumentan el riesgo de abandono. El manejo de los efectos secundarios es fundamental para mejorar la adherencia. La ganancia de peso, la somnolencia o la disfunción sexual deben abordarse abiertamente, no con vergüenza ni minimización.

41.5 Estrategias psicoeducativas y cognitivas

La adherencia no se impone; se construye. El paciente necesita entender por qué toma su medicación, qué hace en su cerebro y qué consecuencias tendría suspenderla. Los programas de psicoeducación familiar han demostrado reducir significativamente las recaídas, al fomenter comprensión y comunicación. En talleres de rehabilitación cognitiva, se enseña a los pacientes a identificar señales tempranas de descompensación: cambios en el sueño, irritabilidad, aislamiento o ideas de persecución. Al reconocerlas, pueden buscar ayuda antes de que el brote se consolide.

Ejemplo clínico:

María, de 32 años, con esquizofrenia paranoide, llevaba un año estable. Dejó la medicación porque "ya se sentía bien". Dos semanas después, empezó a dormir menos, a hablar más rápido y a sentirse vigilada. Gracias a la educación familiar, su madre reconoció los signos y acudieron al psiquiatra antes del rebrote completo. El ajuste temprano del tratamiento evitó la hospitalización.

41.6 Factores humanos de la adherencia

La adherencia no depende solo de la voluntad del paciente, sino también de la calidad del vínculo terapéutico. Cuando el paciente se siente escuchado y respetado, el tratamiento deja de ser una imposición y se convierte en una alianza. El médico que explica, la enfermera que recuerda, la familia que acompaña, todos forman parte del circuito de estabilidad. En la psiquiatría moderna, el tratamiento no termina en la receta: comienza en la relación.

41.7 Innovaciones tecnológicas

Las nuevas herramientas digitales amplían las posibilidades de seguimiento. Aplicaciones móviles que registran sueño, estado de ánimo y recordatorios de medicación. Plataformas de telepsiquiatría que evitan interrupciones en la atención. Dispositivos inteligentes que miden niveles plasmáticos del fármaco y alertan sobre omisiones. Estas tecnologías no reemplazan la empatía humana, pero pueden amplificarla, haciendo visible lo invisible: el momento exacto en que la estabilidad comienza a tambalearse.

41.8 Rehabilitación social y sentido vital

La estabilidad no se reduce a la ausencia de síntomas, sino a la presencia de propósito. Un paciente con esquizofrenia estable necesita proyectos, ocupaciones y vínculos. El trabajo protegido, el voluntariado, la expresión artística y el deporte no son simples actividades: son formas de reentrenar el cerebro en la realidad compartida. Cuando el pacientes siente que su vida tiene valor, el tratamiento deja de ser una carga y se convierte en una herramienta para seguir siendo él mismo.

41.9 Conclusiones

Prevenir una recaída es mantener abierta la puerta del futuro. Requiere ciencia, constancia y amor profesional. Cada dosis tomada, cada cita cumplida, cada conversación sincera entre médico y paciente es un acto de resistencia contra la entropía mental. La adherencia no se impone, se inspira. Y la estabilidad, más que un estado, es una relación continua entre el cerebro, la esperanza y el cuidado humano (figura 41).

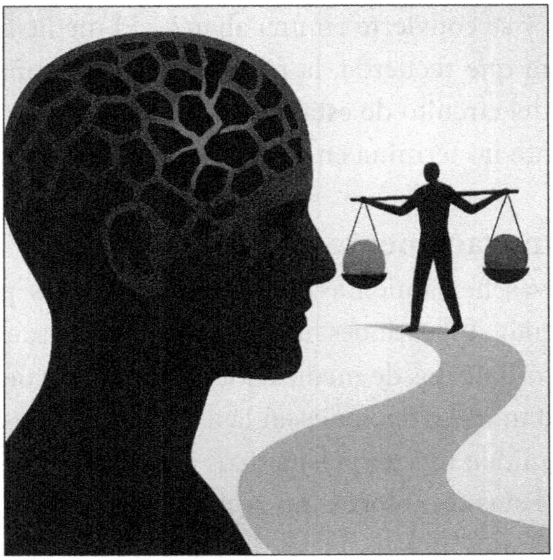

Figura 41. La estabilidad mental es un equilibrio silencioso entre la fragilidad y la esperanza; sostenerlo es un acto de ciencia, constancia y fe humana.

CAPÍTULO 42
Protocolos en poblaciones vulnerables

Individualizar el tratamiento es una forma de respeto: cada biografía requiere una farmacología distinta.

42.1 Introducción: el arte de personalizar

Tratar la esquizofrenia en poblaciones vulnerables no significa modificar la esencia del tratamiento, sino **ajustar la intensidad, el ritmo y la sensibilidad** con que se aplica. Niños, mujeres embarazadas, adultos mayores y pacientes con enfermedades hepáticas, renales o cardiovasculares comparten un principio común: la vulnerabilidad biológica amplifica las consecuencias del error terapéutico.

La psiquiatría moderna no se mide solo por la eficacia del fármaco, sino por su capacidad de **curar sin dañar.**

42.2 Niños y adolescentes

La esquizofrenia de inicio temprano representa menos del 1 % de los casos, pero tiene un curso más severo. El cerebro adolescente está en proceso de **poda sináptica** y de maduración dopaminérgica, lo que lo hace particularmente sensible a los efectos secundarios. Los antipsicóticos deben iniciarse con **dosis mucho menores** (por ejemplo, risperidona 0,5 mg o aripiprazol 2 mg/día) e incrementarse lentamente. El monitoreo del peso, glucosa y la prolactina es esencial.

Además del tratamiento farmacológico, el trabajo con los padres y el entorno escolar es decisivo. La adherencia depende tanto de la educación familiar como de la empatía profesional.

Ejemplo: Un adolescente de 15 años con esquizofrenia paranoide leve puede mantener estabilidad con risperidona 1 mg y terapia cognitivo-conductual familiar, siempre que exista supervisión parental y acompañamiento psicológico.

42.3 Mujeres embarazadas y lactantes

El embarazo plantea uno de los mayores dilemas éticos en psiquiatría: proteger simultáneamente la salud mental de la madre y la integridad del feto. La suspensión del tratamiento puede provocar recaídas graves, depresión posparto y riesgo suicida, mientras que su continuación puede implicar **exposición fetal a fármacos psicotrópicos.**

Entre los antipsicóticos, la **clozapina, olanzapina y quetiapina** presentan los perfiles más seguros, aunque se recomienda la dosis mínima eficaz y un control obstétrico estrecho. Evitar el haloperidol y la ziprasidona durante el primer trimestre, y valorarsiempreriesgo-beneficio.

Durante la lactancia, se prefiere la quetiapina, pues tiene menor paso a leche materna. La decisión final debe ser compartida entre psiquiatra, obstetra y la madre informada: **la autonomía compartida es la forma más elevada de cuidado.**

42.4 Adultos mayores

La población geriátrica presenta una vulnerabilidad farmacocinética y cardiovascular marcada. Las dosis deben reducirse a la mitad y titularse lentamente. Los antipsicóticos atípicos (especialmenterisperidona y quetiapina) son útiles, pero aumentan el riesgo de **síndromes extrapiramidales, hipotensión y prolongación del QT.**

Los pacientes con demencia o enfermedad de Parkinson requieren aún mayor precaución. El uso debe limitarse a casos de psicosis severa con riesgo para sí mismos o para otros.

El seguimiento incluye control de peso, presión arterial, glucosa y electrocardiograma cada 3 o 6 meses. El acompañamiento familiar y la supervisión médica deben ser constantes. El objetivo no es "el silencio de los síntomas", sino **la armonía funcional del envejecimiento.**

42.5 Pacientes con insuficiencia hepática

El hígado es el principal órgano de metabolismo de los antipsicóticos. En insuficiencia hepática, los fármacos deben administrarse en **dosis reducidas (25-50 % de lo habitual)** y con vigilancia de enzimas hepaticas cada 2-4 semanas al inicio. Se prefieren medicamentos con menor metabolismo hepático como **amisulprida o paliperidona.**

Debe evitarse la clozapina o la olanzapina en hepatopatías graves, ya que pueden inducer citólisis o colestasis. El médico debe distinguir entre hepatotoxicidad leve (transaminasas <3x el valor normal) y severa (>5x), ajustando o suspendiendo el fármaco según elcaso.

42.6 Pacientes con insuficiencia renal

La eliminación renal afecta especialmente a fármacos como risperidona, paliperidona y amisulprida. En estos pacientes, las dosis deben ajustarse según el aclaramiento de creatinina (ClCr).

Ejemplo:

- ClCr>80 ml/min → dosis completa.
- ClCr 50–80 ml/min → 75 % de la dosis.
- ClCr 30–50 ml/min → 50 %.
- ClCr<30 ml/min → evitar o usar con extrema precaución.

En diálisis, los antipsicóticos lipofílicos como quetiapina son preferibles, ya que no se eliminan fácilmente. La vigilancia de síntomas extrapiramidales y efectos sedativos son esenciales.

42.7 Pacientes con enfermedad cardiovascular

El corazón es un punto de vulnerabilidad en la esquizofrenia, no solo por los efectos de los fármacos, sino por el estilo de vida sedentario, el tabaquismo y el síndrome metabólico asociado.

Los antipsicóticos que más prolongan el QT (ziprasidona, haloperidol, clozapina) deben usarse con precaución y con **ECG de base y de seguimiento.** La quetiapina y el aripiprazol presentan mayor perfil cardiovascular. La presión arterial debe controlarse en cada consulta, junto con el peso y la glucosa.

En pacientes con insuficiencia cardíaca o arritmias previas, se recomienda coordinación con cardiología. Cuidar el corazón es también cuidar el cerebro: ambos laten con el mismo ritmo biológico.

42.8 Conclusiones

Las poblaciones vulnerables son el espejo de la ética médica. En ellas, la ciencia debe volverse más lenta, más cuidadosa y más humana. Individualizar no es complicar el tratamiento: es reconocer que cada cuerpo tiene su biografía química y su propio modo de sanar.

El médico que adapta la dosis y explica las razones no solo cura el cerebro: **enseña respeto.** El principio de toda psiquiatría ética podría resumirse así: "Trata al otro como si su mente fuera tu propia mente" (figura 42).

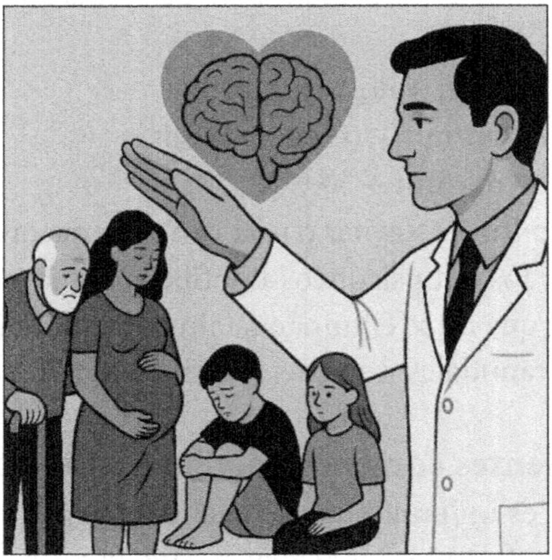

Figura 42. Cuidar a los vulnerables es el acto más alto de la medicina: proteger la vida sin apagar su singularidad.

PARTE IX
El aikido médico aplicado a la esquizofrenia

CAPÍTULO 43
Principios del aikido médico en pacientes con psicosis

No se trata de vencer a la mente alterada, sino de acompañarla hasta que vuelva a confiar en sí misma.

43.1 Introducción: la ciencia del equilibrio interior

El aikido médico parte de una idea sencilla y profunda: **no se sana oponiéndose al sufrimiento, sino comprendiendo su movimiento.**

Inspirado en el arte marcial japonés del mismo nombre, el aikido busca redirigir la energía del ataque, no bloquearla. En psiquiatría, el "ataque" no es un enemigo externo, sino el caos interior que toma forma en la psicosis.

Intentar imponer la realidad o refuter el delirio con lógica pura puede ser tan inútil como empujar una ola con las manos. En cambio, si aprendemos a fluir con la ola, podemos guiarla hasta la orilla sin destruirla. En el aikido médico, el terapeuta no "lucha contra la psicosis": **se mueve con ella hasta que pierde fuerza.**

43.2 Neurobiología de la no confrontación

Durante un episodio psicótico, el cerebro del pacientes está en modo de alarma permanente. La amígdala cerebral interpreta la presencia del médico o del entornos como una amenaza.
Cualquier gesto brusco o tono autoritario dispara una cascada de adrenalina, dopamina y cortisol que empeora la desorganización mental. Por eso, el aikido médico enseña que **el primer fármaco es la calma del terapeuta.**

Cuando el profesional habla despacio, respira de forma profunda y mantiene una distancia segura pero respetuosa, transmite al sistema nervioso del pacientes una señal de seguridad. Esa calma se reflejan eurofisiológicamente: el sistema parasimpático se activa, el ritmo cardíaco disminuye, y el pensamiento puede volver a organizarse.

43.3 No contradecir, sino redirigir

En la mentepsicótica, el delirio no es una mentira: es una narrativa que intenta explicar lo inexplicable. Contradecirlo de forma directa ("Eso no es cierto, nadie te persigue") puede ser percibido como una invalidación profunda, lo que aumenta el miedo y la hostilidad.

El aikido médico propone una vía distinta: **no contradecir, sino traducir y redirigir.** El clínico escucha el contenido del delirio sin alimentarlo, busca el significado emocional oculto y ofrece un punto de apoyo real donde la persona puede descansar.

Ejemplo clínico:

Un hombre de 28 años, ingeniero, es hospitalizado por un brote psicótico agudo. Está convencido de que el personal del hospital pertenece a una red de espionaje que quiere implantarle un chip en la cabeza. Se niega a comer, rechazo los medicamentos y mantiene una actitud defensiva.

Un psiquiátra recién llegado intenta razonar con él:

—"Nadie tepersigue. Es imposible que haya espías aquí. Estás imaginando cosas". El pacientes grita, se agita y exige salir. La confrontación racional activa su paranoia: la sesión termina en tensión.

Al día siguiente, otro médico, formado en aikido médico, se sienta frente a él y dice:

—“Debe ser muy angustiante sentir que no puedes confiar en nadie. Yo no vengo a convencerte de nada, solo a ayudarte a descansar un poco de tanto miedo”.

El paciente lo mira desconfiado, pero ya no grita. Al notar el tono tranquilo, el médico continúa:

—“Tu mente ha estado trabajando demasiado. Los pensamientos se aceleran cuando uno está agotado. Si me permites, quiero ayudarte a que ese cansancio se calme”. Después de unos minutos de silencio compartido, el médico le ofrece agua. El paciente la acepta. Ese pequeño gesto marca el inicio del vínculo terapéutico.

Este ejemplo refleja el principio central del aikido médico: **convertir la energía del delirio en una vía de encuentro, no en un campo de batalla.**

43.4 La empatía como puente biológico

La empatía no es solo compasión: es una función cerebral basada en las **neuronas espejo**, que permiten al cerebro del terapeuta resonar con el del paciente. Cuando el médico escucha sin juicio, su propio tono de voz, ritmo respiratorio y expresión facial se convierten en señales que modulan el sistema límbico del paciente.

El aikido médico transforma la empatía en una herramienta neurobiológica de regulación emocional. Por eso, la actitud corporal del terapeuta —la postura abierta, el contacto visual moderado, los movimientos lentos— tiene más poder terapéutico que muchas palabras.

43.5 El cuerpo del terapeuta como instrumento de cura

En el aikido físico, el equilibrio se mantiene desde el **hara** (el centro abdominal). En el aikido médico, ese equilibrio se expresa como serenidad emocional. El terapeuta entrena su respiración y su presencia para mantener el centro, incluso frente al caos. En una crisis psicótica, el cuerpo del terapeuta se convierte en un ancla somática: su estabilidad fisiológica "enseña" al cerebro del paciente lo que significa estar regulado. Cada movimiento lento, cada pausa antes de responder, cada mirada sin juicio se convierte en una señal de contención. Cuando el terapeuta respira con calma, el cerebro del pacientes aprende a hacerlo también.

43.6 La ética del acompañamiento

El aikido médico es unaética antes que una técnica. Su esencial radica en acompañar sin dominar, guiar sin imponer, contener sin anular. El psiquiatra deja de ser una figura de autoridad para convertirse en un **guía interior** que ofrecen presencia en medio del desconcierto.

La agresividad, la desorganización o la desconfianza del paciente son comprendidas no como amenazas, sino como manifestaciones de dolor que buscan un lenguaje. El terapeuta no reprime los síntomas: los traduce en significado. La agitación se transforma en una expresión de miedo; la desconfianza, en necesidad de protección; el mutismo, en defensa del yo ante la saturación emocional.

43.7 Conclusión: el dojo interior

En el aikido, el dojo es el espacio donde se entrena la armonía entre mente y cuerpo. En psiquiatría, el **dojo es la relación terapéutica**. Allí, el médico y el pacientes practican el arte de volver al centro. Cada sesión, cada palabra, cada silencio compartido es un movimiento circular donde el conflicto se convierte en comprensión.

El aikido médico enseña que no se trata de eliminar la psicosis como si fuera un enemigo, sino de enseñar al paciente a convivir con ella hasta que pierda su poder. El terapeuta no fuerza la dirección del proceso: simplemente acompaña el movimiento del sufrimiento hasta que este, al sentirse comprendido, se disuelve (figura 43).

Principios maestros:
Donde haya miedo, ofrece presencia.
Donde haya tensión, crea ritmo.
Donde haya caos, enseña respiración.

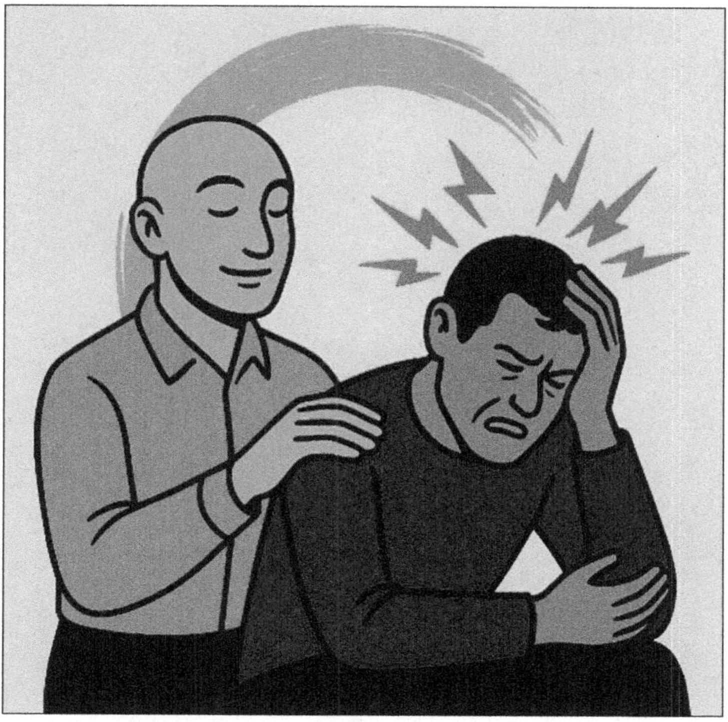

Figura 43. El terapeuta sereno no lucha contra el caos: lo transforma en movimiento, y el movimiento en calma.

CAPÍTULO 44
La fórmula 2A + 2B + 2C + 2D adaptada a la esquizofrenia

El arte de redirigir la energía del caos hacia la conciencia.

44.1 Introducción: más allá del control

Durante siglos, el tratamiento de la esquizofrenia ha girado en torno a un mismo paradigma: controlar los síntomas, reducir las alucinaciones, eliminar el delirio. Pero el control no siempre cura. A veces, la lucha contra el síntomas refuerza su poder. El aikido médico ofrece otra vía: **no dominar la psicosis, sino danzar con ella hasta que pierda suviolencia.**

La fórmula **2A + 2B + 2C + 2D** resume ocho movimientos clínicos que combinan la precision médica con la sensibilidad del acompañamiento humano. No es una técnica rígida, sino un **mapa dinámico de intervención** que permite transformar la energía del sufrimiento sin quebrar al paciente.

44.2 Las 2A: anticipar y analizar

Anticipar:

El terapeuta sensible aprende a escuchar las pequeñas señales del cuerpo y del lenguaje. En esquizofrenia, un cambio en el ritmo del habla, el insomnio o la irritabilidad son preludios del brotepsicótico. Anticipar no es prever el futuro, sino **sentir el temblor antes del trueno.**

Analizar:

Analizar significa integrar lo biológico y lo existencial.
Un médico que solo pregunta por los síntomas olvida las causas; uno que solo pregunta por el alma ignora el cuerpo. El análisis del

aikido médico observa el contexto: estrés, aislamiento, ruptura, abandono de medicación o consumo de sustancias. El clínico no etiqueta, **detecta patrones energéticos** que anuncian la pérdida del equilibrio mental.

Ejemplo práctico:

Carlos, 31 años, con diagnóstico de esquizofrenia residual, trabajo en un taller mecánico. Su madre nota que ha comenzado a encerrarse, duerme poco y murmura frases sueltas sobre "las cámaras del techo".

El psiquiatra tradicional podría esperar hasta que el brote se manifieste para ajustar la medicación. El terapeuta de aikido médico actúa antes: lo cita para una sesión de "prevención emocional". Durante la conversación, Carlos confiesa:

—"Siento que todos me observan en el trabajo. No sé por qué".

El médico no lo corrige. Le dice:

—"Debe ser una sensación muy incómoda. A veces, cuando uno está tenso o cansado, el cuerpo empieza a sentir cosas que no sabe explicar. ¿Te parece si bajamos un poco ese cansancio juntos?"

Inician respiraciones lentas, sincronizadas. El terapeuta baja la voz, Carlos imita el ritmo. Después de unos minutos, la tensión disminuye. Esa pequeña intervención evita una recaída. El médico no combatió el delirio: **lo escuchó hasta que se transformó en cansancio, y el cansancio en calma.**

44.3 Las 2B: Bienvenida y benevolencia

Bienvenida:

El paciente con esquizofrenia viveen un universo donde todo lo mira con sospecha.

El primer acto terapéutico no es farmacológico: es **abrirle la puerta con hospitalidad emocional.**

Un consultorio luminoso, sin ruido, con una silla frente a otra y un tono amable son los primeros antipsicóticos de la sesión. El cuerpo del médico transmite más que su receta.

Benevolencia:

La benevolencia no es condescendencia: es una forma de firmeza amorosa.

Significa mantener el límite sin violencia, sostener la autoridad sin rigidez. Cuando el paciente desafía, el terapeuta no reacciona: observa, respira y transforma la tensión en presencia.

Neurobiológicamente, la benevolencia activa el **sistema vagal ventral**, reduciendo la hiperactivación simpática y favoreciendo la confianza. El paciente siente que el médico **no quiere someterlo, sino protegerlo.**

44.4 Las 2C: controlar y cambiar

Controlar:

En aikido, quien pierde el centro pierde el combate. En psiquiatría, quien pierde la calma pierde la relación. Controlar no significa imponer; significa **regular el entorno, el tono, la distancia y el tiempo.** El terapeuta que mantiene surespiración lenta durante la crisis ofrece al cerebro del paciente un modelo de regulación que las palabras no pueden enseñar.

Cambiar:

Una vez contenida la energía, el médico introduce el movimiento del cambio. No se trata de "hacer que el paciente piense diferente", sino de **ayudarlo a reinterpretar su experiencia**.

Ejemplo: una paciente que dice "escucho voces que me insultan" puede ser guiada a reconocer esas voces como **fragmentos de su propio miedo**. Al cambiar la narrativa, cambia también la bioquímica cerebral: se reduce la dopamina, se activa el lóbulo frontal, y la percepción se vuelve más estable.

44.5 Las 2D: derribar y disolver

Derribar:

En el aikido físico, el derribo no es violento: es el resultado de un desequilibrio suave. En el aikido médico, "derribar" significa

neutralizar la energía destructiva del síntoma sin anular al sujeto. Durante una crisis, el terapeuta baja el tono, disminuye el movimiento, invita al paciente a sentarse o a respirar juntos. El cambio de ritmo desactiva el circuito de hiperalerta y redirige la dopamina hacia el control cortical. El derribo terapéutico es una **rendición compartida ante la calma.**

Disolver: Disolver es el nivel más alto de la práctica clínica. No es eliminar el síntoma, sino **convertirlo en conciencia**. Cuando el pacientes logra decir "sé que lo que pienso puede no ser real, pero lo siento real", ha iniciado la integración. En ese punto, la psicosis deja de ser un enemigo externo para convertirse en una parte del yo que busca equilibrio.

44.6 Aplicación extendida: ejemplo realista

María, 42 años, ha vivido múltiples hospitalizaciones por esquizofrenia paranoide. Cada vez que su marido le pide que tome la medicación, lo acusa de "querer envenenarla". Un día, su médico decide aplicar el enfoque del aikido médico. En lugar de insistir, le dice con voz tranquila:

—"María, entiendo que temas que alguien quiera hacerte daño. Esa sensación debe ser muy dura. Hoy no vengo a convencerte, sino a que tomemos juntos una decisión que te haga sentir segura".

Ella responde:

—"No quiero pastillas".

—"Perfecto, no las tomaremos ahora. Pero ¿me permites que las tengamos cerca, por si luego tú misma decides hacerlo?"

María asiente. Se sientan. Hablan de su infancia, de su gato, de cómo era antes del primer brote. Al final de la sesión, toma la pastilla sin que nadie se lo pida.

El cambio no fue químico: fue **energético, emocional y simbólico**. El médico no "venció la resistencia": la **disolvió** al devolverle el control de su decisión.

44.7 Conclusión: la danza clínica del equilibrio

La fórmula 2A + 2B + 2C + 2D es una **coreografía clínica**, donde la ciencia se mueve al ritmo de la compasión. Anticipar y analizar son los ojos; bienvenida y benevolencia, el corazón; controlar y cambiar, las manos; derribar y disolver, el alma.

Aplicada con paciencia, esta secuencia convierte cada encuentro en un arte terapéutico. El objetivo no es que el pacientes obedezca, sino que **aprenda a cooperar con su mente**. El aikido médico transforma la clínica en una danza donde el terapeuta y el paciente se mueven juntos hasta que el sufrimiento pierde su centro. El médico que domina la fórmula no impone la calma: la encarna (figura 44).

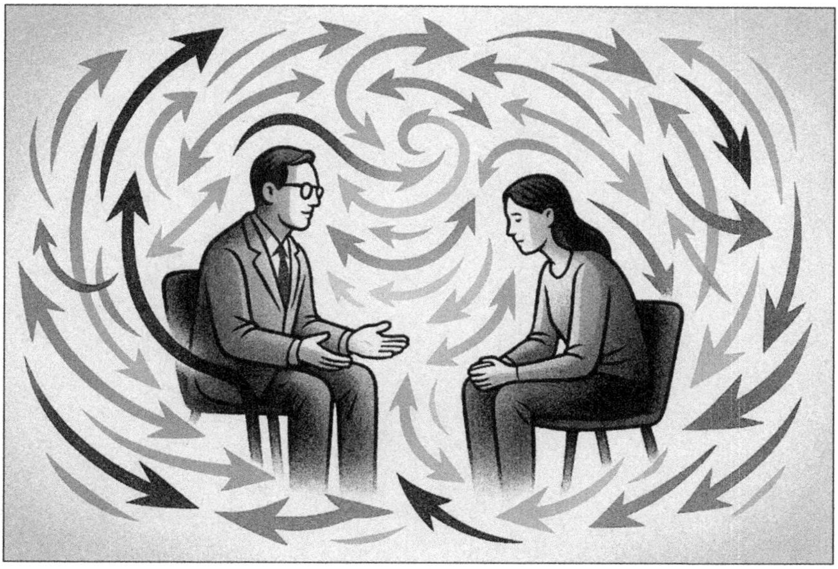

Figura 44. Ocho movimientos, un solo propósito: transformar la energía del sufrimiento en equilibrio interior.

CAPÍTULO 45
Ejercicios somáticos para el manejo de la ansiedad psicótica

Cuando la mente se desborda, el cuerpo puede enseñar el camino de regreso.

45.1 Introducción: el cuerpo como ancla del pensamiento

En la esquizofrenia, la ansiedad no surge solo del miedo al mundo exterior, sino también del caos interior. Las alucinaciones, los pensamientos intrusivos y la pérdida de coherencia generan una tormenta neuroquímico que el cuerpo experimenta como taquicardia, rigidez, hiperventilación o temblores.

El cuerpo se convierte, así, en el primer campo de batalla de la psicosis. El aikido médico enseña que **no se puede calmar la mente con la mente cuando esta está fuera de su eje**; encambio, se debe **usar el cuerpo para reconducir el pensamiento**.

Los ejercicios somáticos permiten restablecer la comunicación entre el sistema límbico (emocional) y la corteza prefrontal (racional), lo que ayuda al paciente a reencontrar su centro.

45.2 Neurobiología del movimiento calmante

Los estudios de neuroimagen han demostrado que los movimientos lentos y conscientes activan el **núcleo del rafe** y el **sistema parasimpático**, lo que libera serotonina y GABA y reduce los niveles de dopamina y cortisol.

En la esquizofrenia, donde la dopamina tiende a estar hiperactiva, **los ejercicios somáticos actúan como estabilizadores naturales**.

Respirar profundo, mover los brazos con ritmo circular, sentir el peso de los pies en el suelo —cada acción corporal reeduca la percepción del yo. Desde el punto de vista clínico, **el cuerpo se convierte en una terapia de realineación neurobiológica**.

45.3 Ejercicio 1: Respiración circular (hara no kokyū)

El terapeuta enseña al paciente a colocar una mano sobreel abdomen y otra sobre el pecho. Se inspira por la nariz durante cuatro segundos, sintiendo cómo el aire llena el vientre, no los hombros; se retiene dos segundos y se exhala lentamente por la boca. La atención se concentra en el movimiento circular de la respiración. Después de tres minutos, el sistema nervioso comienza a desacelerarse. El paciente experimenta una sensación de "anclaje" corporal.

Objetivo terapéutico: disminuir la activación amigdalar y reactivar la conciencia corporal en episodios de despersonalización o miedo intenso.

45.4 Ejercicio 2: Postura de raíz (ashi no kiban)

De pie, con los pies separados al ancho de los hombros y las rodillas ligeramente flexionadas, el pacientes imagina que sus pies se hunden suavemente en el suelo, como raíces.

El terapeuta puede tocar levemente los hombros del paciente para que sienta el centro de gravedad.Durante dos minutos, se mantiene la postura en silencio, con respiraciones lentas. El objetivo es despertar la **propiocepción**, es decir, la sensación interna de estar "dentro del cuerpo". Este ejercicio es particularmente útil en pacientes que refieren sentirse "flotando" o "fuera de su cuerpo".

45.5 Ejercicio 3: Movimiento en espiral (taisabaki interior)

Inspirado en los movimientos del aikido clásico, el paciente, guiado por el terapeuta, realiza giros suaves del torso y los brazos, como si envolviera el aire a sualrededor. Cada movimiento termina en una exhalación larga. El flujo espiralado ayuda a reorganizar la percepción espacial y la coordinación entre hemisferios cerebrales.

Desde la neurociencia, este tipo de movimiento estimula la **integración interhemisférica** y reduce la fragmentación perceptive típica de la esquizofrenia.

45.6 Ejercicio 4: Respirar en movimiento (kokyū-dosa emocional)

El terapeuta acompaña al pacientes en una caminata lenta y sincronizada, respirando al mismo ritmo. Caminar juntos crea una forma de **resonancia intercorpórea**, donde el sistema nervioso del paciente se regula por imitación inconsciente. Es la base fisiológica de la empatía: los cuerpos se sincronizan antes que las mentes. El ritmo compartido genera confianza, seguridad y sensación de pertenencia.

Ejemplo clínico: el cuerpo que calma la mente

Luis, 24 años, esquizofreniadesorganizada, llega a la consulta respirandorápido y con las manos temblorosas. Afirma que "el aire está lleno de voces" y que no puede soportarlo. El terapeuta no discute intenta razonar. Se levanta, le pide que se ponga de pie, y dice suavemente:

—"Respira conmigo, no con las voces".

Durante cinco minutos, repiten una respiración lenta, circular.

Luis comienza a bajar los hombros; su voz se vuelve menos entrecortada. Después de la sesión, dice:

—"No se fueron las voces… pero dejaron de gritar".

El cuerpo había aprendido a enseñar a la mente lo que era la calma.

45.7 Conclusión: el movimiento como medicina silenciosa

Los ejercicios somáticos del aikido médico no son misticismo: son neurobiología aplicada. A través del movimiento, la respiración y la conciencia corporal, el paciente reestablece el puente entre emoción y pensamiento.

Cada respiración se convierte en una sinapsis nueva; cada postura, en una forma de resistenciafrente al caos. Cuando la mente no puede detener la tormenta, **el cuerpo recuerda cómo hacerlo**. Mover el cuerpo con conciencia es enseñarle al cerebro a volver a casa (figura 45).

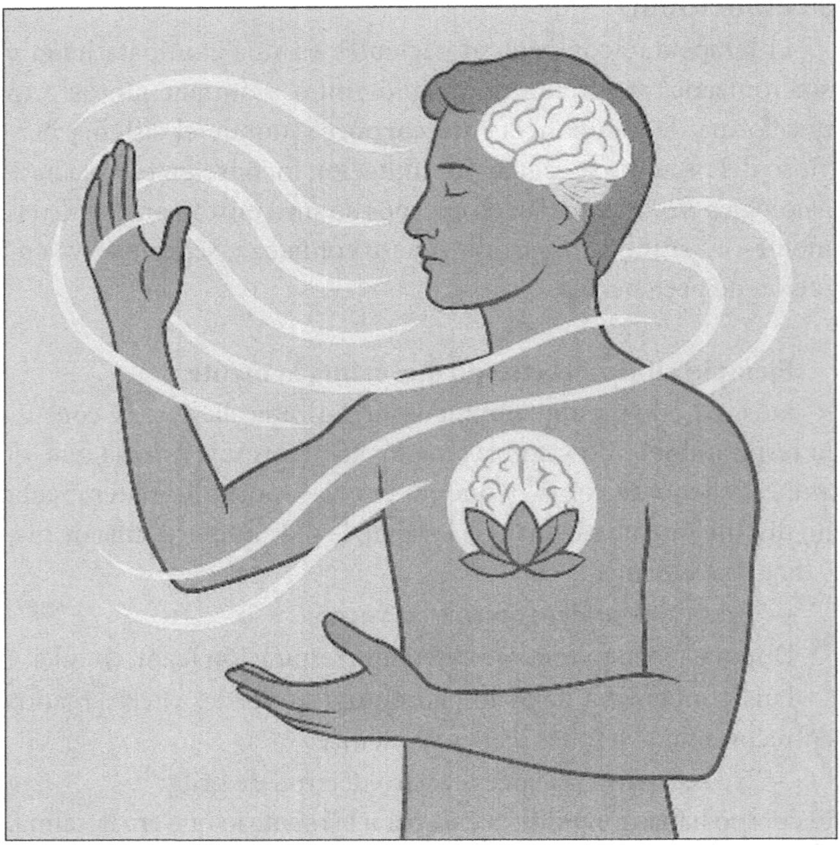

Figura 45. El cuerpo, al moverse con conciencia, enseña al cerebro a respirar de nuevo dentro de la realidad.

CAPÍTULO 46
Técnicas de integración emocional y reencuadre de la percepción

El arte de reconstruir el mundo interior desde la calma.

46.1 Introducción: sanar la percepción fragmentada

En la esquizofrenia, la realidad no se rompe del todo, pero se distorsiona como un espejo agrietado. El pacientes percibe el mundo y a sí mismo a través de fragmentos: rostros sin emoción, sonidos sin contexto, pensamientos sin hilo conductor.

La terapia tradicional busca corregir esas distorsiones con lógica o fármacos; el aikido médico busca **integrarlas desde la experiencia emocional y corporal**. Integrar no significa forzar la coherencia, sino **permitir que los fragmentos vuelvan a reconocerse entre sí**.

46.2 Fundamento neurobiológico: del caos sensorial a la coherencia cortical

La neurociencia demuestra que la esquizofrenia implica una **hiperconectividad subcortical** y una **hipoconectividad cortical:** los estímulos sensoriales se procesan con exceso, mientras que el cerebro superior no logra filtrarlos adecuadamente. El resultado es una percepción saturada, caótica.

Las técnicas de integración emocional buscan **restablecer la función del tálamo como "filtro de realidad"**, ayudando al paciente a volver a sentir desde el cuerpo antes de pensar desde elmiedo. Cuando el cuerpo se calma, el cerebro reorganiza su narrativa.

46.3 Técnica 1: "Nombrar para integrar"

Durante la sesión, el terapeuta invita al paciente a describir lo que siente en el cuerpo antes de interpretar el pensamiento.

Ejemplo:

En lugar de "me vigilan", el terapeuta guía:

—"¿Dónde sientes eso en tu cuerpo?"

El paciente puede responder: "En el pecho, me oprime".

Entonces el terapeuta responde: "Ese peso puede ser miedo. Vamos a respirarlo, no a discutirlo".

Nombrar la emoción transforma la abstracción persecutoria en una sensación concreta y manejable.

Efecto neurofisiológico: al activar el área de broca y la ínsula, se reduce la hiperactividad de la amígdala y se restaura la coherencia narrativa.

46.4 Técnica 2: "El espejo emocional"

El terapeuta actúa como un espejo sereno. Cuando el pacientes expresa miedo, el terapeuta refleja calma; cuando hay confusión, ofrece claridad sin juicio.

No se trata de imitar emociones, sino de **reflejar un modelo regulado**. Este principio se basa en la teoría de las **neuronas espejo**, según la cual el cerebro aprende a regularse observando la estabilidad emocional del otro. El terapeuta se convierte así en una **estructura externa de equilibrio**, un ejemplo vivo de lo que el pacientes aún no puede generar internamente.

46.5 Técnica 3: "Reencuadre sensorial"

Algunos pacientes con esquizofrenia sufre distorsiones visuales o auditivas leves, incluso en remisión. El aikido médico utiliza microintervenciones sensoriales para restaurar la percepción de coherencia:

- Mirar una vela fija mientras se sincroniza la respiración.
- Escuchar una melodía repetitiva y reconocer los instrumentos.
- Caminar descalzo sobre diferentes texturas.

Estas experiencias anclan la atención en el presente y fortalecen la corteza parietal, implicada en la orientación corporal y la percepción del espacio.

46.6 Técnica 4: "El triángulo del reencuadre"

El terapeutainvita al pacientes a observer cualquier pensamiento perturbador desde tres perspectivas:

1- **El yo que siente:** la emoción directa ("Siento miedo").

2- **El yo que observa:** la conciencia ("Estoy viendo que tengo miedo").

3- **El yo que cuida:** la compasión ("Me permit tener miedo sin rechazarme").

Este triángulo genera un nuevo mapa interno donde la emoción, la razón y la empatía coexisten.

Desde el punto de vista cerebral, activa la **red de modo interno** y el **córtex cingulado anterior**, promoviendo integración emocional y metaconciencia.

Ejemplo clínico

Paula, 29 años, acude a terapia diciendo: "A veces siento que el mundo es una película y yo no pertenezco a ella".

El terapeuta no intenta probar le que la realidad es real; encambio, le pregunta:

—"¿Cómo se siente tu cuerpo cuando piensas eso?"

Paula responde: "Liviano, como si flotara".

—"Vamos a ayudarte a regresar al suelo. Mueve lentamente tus pies, siente el peso. Respira conmigo".

Después de unos minutos, Paula dice: "Ya siento mis piernas".

El terapeuta añade:

—"El cuerpo es tu pasaporte de regreso a la realidad".

La percepción vuelve a enraizarse. Lo simbólico se convierte en fisiología.

46.7 Conclusión: reencuadrar para volver a habitar el mundo

Las técnicas de integración emocional y reencuadre perceptivo del aikido médico no buscan "convencer" al paciente de lo real, sino **ayudarlo a sentirlo de nuevo**. La mente fragmentada no necesita discursos, sino experiencias de coherencia. Cada respiración consciente, cada emoción nombrada, cada mirada sostenida es como una microterapia que reconstruy el vínculo entre cuerpo, emoción y pensamiento. Reencuadrar es enseñar al cerebro a volver a habitar el mundo, **no como una amenaza, sino como un hogar**.

El mundo no sana cuando lo entendemos, sino cuando volvemos a sentir que pertenecemos a él (figura 46).

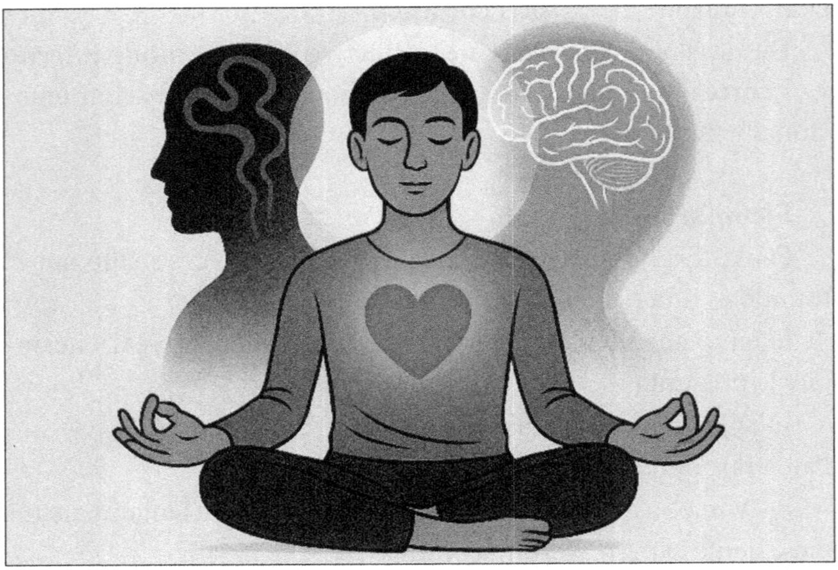

Figura 46. Cuando las emociones, el cuerpo y la percepción se reencuentran, el ser humano vuelve a sentirse entero.

CAPÍTULO 47
Casos clínicos. Redirigir el miedo y la distorsión hacia la calma interior

Cada crisis es una puerta: detrás del caos,
espera la posibilidad del reencuentro.

47.1 Introducción: la psicosis como movimiento energético

En la mirada del aikido médico, la psicosis no es solo una enfermedad, sino **una desorganización temporal de la energía emocional**. El delirio, la agitación y el miedo extremo representan fuerzas que han perdido dirección, como una corriente sin cauce. El terapeuta no intenta bloquear esa energía —la redirige, la suaviza, la transforma en movimiento consciente. Cada intervención clínica se convierte en una forma de "movimiento terapéutico": el encuentro entre dos mentes que aprenden a respirar juntas.

47.2 Caso 1: "El enemigo imaginario"

Contexto:

Héctor, 26 años, esquizofrenia paranoide. Llega al hospital convencido de que su vecino intenta envenenarlo a través del aire acondicionado. Se niega a ingresar y amenaza con golpear a cualquiera que se acerque.

Intervención aikido médico:

El psiquiatra no intenta razonar ni refuter el delirio.

En lugar de confrontar, se acerca lentamente, sin contacto visual directo, y dice con voz serena:

—"Debe ser agotador vivir con tanto miedo. Estoy aquí para que puedas descansar, no para hacerte daño".

Héctor lo observa desconfiado, pero no retrocede.

El médico se sienta, baja la mirada y respira lentamente. Después de unos minutos, Héctor pregunta:

—"¿Tú también escuchas el ruido?"

—"No lo escucho, pero puedo imaginar cómo te hace sentir. Debe ser muy fuerte".

Esa frase cambia el eje: ya no discuten sobre la realidad del ruido, sino sobre **la experiencia del miedo**.

Minutos después, Héctor acepta una dosis de medicación oral y se queda en observación.

El delirio no fue destruido; fue **redirigido hacia la calma**.

Comentario clínico:

La intervención se basa en la **desactivación del sistema de defensa**, reduciendo la activación simpática. La validación emocional permitió la aceptación de tratamiento sin coerción.

47.3 Caso 2: "El cuerpo que habla cuando la mente no puede"

Contexto:

María, 33 años, esquizofrenia residual con síntomas somáticos. Se presenta con rigidez muscular y dolor abdominal sin causa orgánica. No logra expresar emociones; solo dice: "Me duele existir".

Intervención aikido médico:

El terapeuta aplica técnicas somáticas. Le pide colocar una mano en el abdomen y respirar lentamente. Durante la exhalación, el médico guía:

—"Cada vez que exhalas, suelta un poco de ese dolor".

María comienza a llorar sin saber por qué.

El médico no interrumpe. Solo dice:

—"Tu cuerpo estaba hablando por ti".

Después de varios minutos, el dolor disminuye. María dice: "Siento menos peso".

El cuerpo se convierte en el puente hacia la emoción reprimida.

Comentario clínico:

El abordaje activó el sistema parasimpático y permitió la descarga emocional. La terapia corporal sirvió como lenguaje alternativo frente a la alexitimia.

47.4 Caso 3: "El eco de las voces"

Contexto:

Luis, 40 años, esquizofrenia crónica. Escucha voces que lo insultan constantemente. Rechaza el tratamiento porque "las voces son reales".

Intervención aikido médico:

El psiquiatra no discute la veracidad de las voces.

Le propone un ejercicio:

—"Vamos a escuchar una de esas voces juntos. No para pelear, sino para saber qué quiere".

Luis obedece. Después de unos segundos, dice:

—"Dice que soy un inútil".

El médico responde:

—"Esa voz debe estar muy cansada para gritar tanto. ¿Podemos decirle que descanse un poco?"

Luis sonríe por primera vez.

Durante las siguientes sesiones, la voz pierde intensidad. Al final, Luis dice:

—"Ya no grita. A veces susurra, pero ya no manda".

Comentario clínico:

La técnica permitió resignificar la alucinación auditiva como una proyección emocional, reduciendo su impacto afectivo. Se activaron mecanismos de *insight* y autoobservación.

47.5 Caso 4: "El silencio terapéutico"

Contexto:

Ana, 24 años, esquizofrenia desorganizada. Durante la sesión no habla, se balancea y murmura sonidos incomprensibles.

Intervención aikido médico:

El terapeuta no insiste ni interroga.

Simplemente acompaña su movimiento, respirando a su ritmo.

Durante 10 minutos, ambos permanecen en silencio.

Al final, Ana levanta la mirada y dice:

—"Tú sí escuchas el mismo silencio que yo".

Ese fue el primer contacto terapéutico real.

Comentario clínico:

El silencio compartido es una forma de regulación afectiva no verbal. La sincronía respiratoria generó una experiencia de conexión segura.

47.6 Conclusión: del miedo al centro

Los casos del aikido médico muestran que la psicosis no siempre se vence con fármacos ni con lógica, sino con presencia, ritmo y empatía. Cada miedo puede redirigirse, cada distorsión puede convertirse en camino. El terapeuta que domina esta filosofía no "cura" al paciente: **lo acompaña a reencontrarse con su eje.**

Así, el miedo se transforma en conciencia, la distorsión en comprensión, y la calma interior deja de ser una utopía para volverse experiencia. No hay locura que resista a una presencia verdaderamente humana (figura 47).

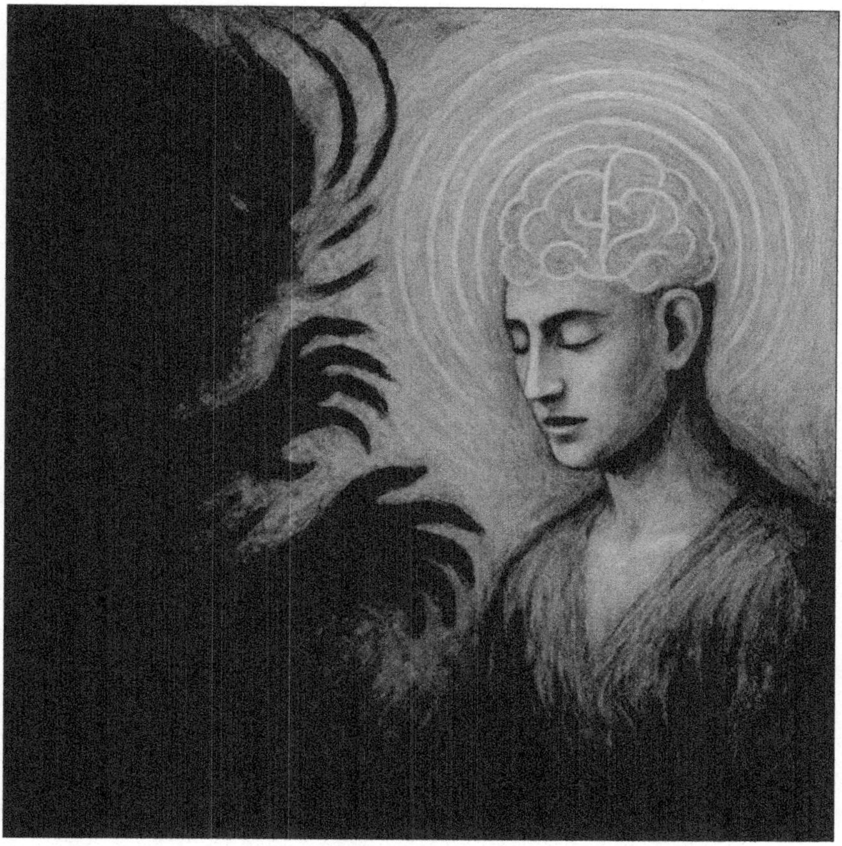

Figura 47. El miedo se disuelve cuando encuentra calma; la oscuridad se transforma en comprensión bajo la luz de la conciencia.

PARTE X
Recursos internacionales

CAPÍTULO 48
México–Guías clínicas, hospitales y ONG

Entre ciencia y comunidad: la red mexicana de apoyo a la esquizofrenia.

48.1 Introducción: un país entre tradición y modernidad

México se encuentraen un punto de encuentro entre la psiquiatría moderna y las raíces comunitarias de la salud mental. A lo largo de las últimas décadas ha pasado de modelos asilares a **enfoques integrales centrados en el paciente, la familia y la reintegración social**.

El desafío principal sigue siendo la accesibilidad y la continuidad del tratamiento, pero el país cuenta hoy con una red en expansión de hospitales especializados, programas de rehabilitación psicosocial y organizaciones no gubernamentales dedicadas a la atención integral.

48.2 Guías clínicas y políticas nacionales

La **Guía de Práctica Clínica para el Trastorno de la Esquizofrenia** (Secretaría de Salud, CENETEC, 2018) establece los lineamientos oficiales de diagnóstico y tratamiento en el Sistema Nacional de Salud.

Sus principios fundamentals incluyen:

- Atención integral biopsicosocial.

- Prioridad en la detección temprana y el primer episodio psicótico.

- Uso racional de antipsicóticos de primera línea y supervisión médica continua.

- Inclusión de terapias psicosociales, familiares y comunitarias.
- Prevención de recaídas y promoción de la adherencia terapéutica.

México, además, participa activamente en la **Estrategia Regional de Salud Mental de la OPS**, que promueve la descentralización de los servicios y la integración de la salud mental en la atención primaria.

48.3 Hospitales y centros especializados

El país cuenta con **instituciones de referencia nacional** dedicadas al tratamiento e investigación de la esquizofrenia y otros trastornos psicóticos:

1- **Instituto Nacional de Psiquiatría "Ramón de la Fuente Muñiz" (INPRFM)**-Ciudad de México:

- Centro líder en investigación neurobiológica, farmacológica y psicosocial.
- Programas de hospitalización breve, clínica de esquizofrenia resistente y laboratorio de neuroimagen.

2- **Hospital Psiquiátrico "Fray Bernardino Álvarez"**-Ciudad de México:

- Referente histórico en atención psiquiátrica pública.
- Servicios de urgencias psiquiátricas y hospitalización controlada.

3- **Hospital Psiquiátrico Infantil "Dr. Juan N. Navarro"**-Ciudad de México:

- Especializado en trastornos psicóticos en niños y adolescentes.

4- **Centros de Atención Primaria enAdicciones (CAPA)** y **Centros Comunitarios de Salud Mental (CECOSAME)**-en todos los estados:

- Promueven la atención ambulatoria, la rehabilitación y el seguimiento farmacológico cercano.

48.4 ONG y fundaciones activas en salud mental

Numerosas organizaciones civiles complementan la labor estatal mediante educación, acompañamiento y lucha contra el estigma:

- **Fundación Voz Pro Salud Mental** (Ciudad de México)

Programas de reinserción laboral, grupos de apoyo familiar y campañas nacionales de sensibilización.

- **Asociación Mexicana de Psiquiatría Biológica (AMPB)**

Difusión científica y capacitación profesional en neuropsiquiatría y farmacogenómica.

- **Esquizofrenia México A.C.**

Apoyo psicoeducativo, orientación jurídica y redes de acompañamiento entre pacientes y cuidadores.

- **Alianza Nacional por la Salud Mental (ALISAM)**

Promueve el enfoque de salud mental comunitaria, la detección temprana y la inclusión laboral.

Estas organizaciones han sido fundamentales para transformar la visión social de la esquizofrenia, pasando del miedo al acompañamiento.

48.5 Educación, cultura y lucha contra el estigma

La cultura mexicana, con su profundo simbolismo, ha permitido integrar el discurso sobre salud mental en el arte, la literatura y la comunicación social. Cada año, la Secretaría de Salud y múltiples universidades celebran la **Semana Nacional de Salud Mental**, donde se promueven charlas, talleres y testimonios de recuperación.

El cambio de lenguaje —de "enfermo mental" a "persona con un trastorno mental"— refleja un cambio de paradigma ético y social. Hoy se reconoce que la esquizofrenia no define al individuo: **es una condición, no una identidad.**

48.6 Desafíos y perspectivas futuras

A pesar de los avances, México enfrenta retos estructurales:

- Escasez de psiquiatras en zonas rurales.
- Sobrecarga de hospitales urbanos.
- Estigma persistente que retrasa el tratamiento.

Sin embargo, el fortalecimiento de los **CECOSAME**, la integración con universidades y la creación de plataformas digitales de atención remota (telepsiquiatría) apuntan hacia un futuro más accesible y equitativo.

México avanza hacia una psiquiatría que no encierra, sino que acompaña; que no silencia, sino que escucha (figura 48).

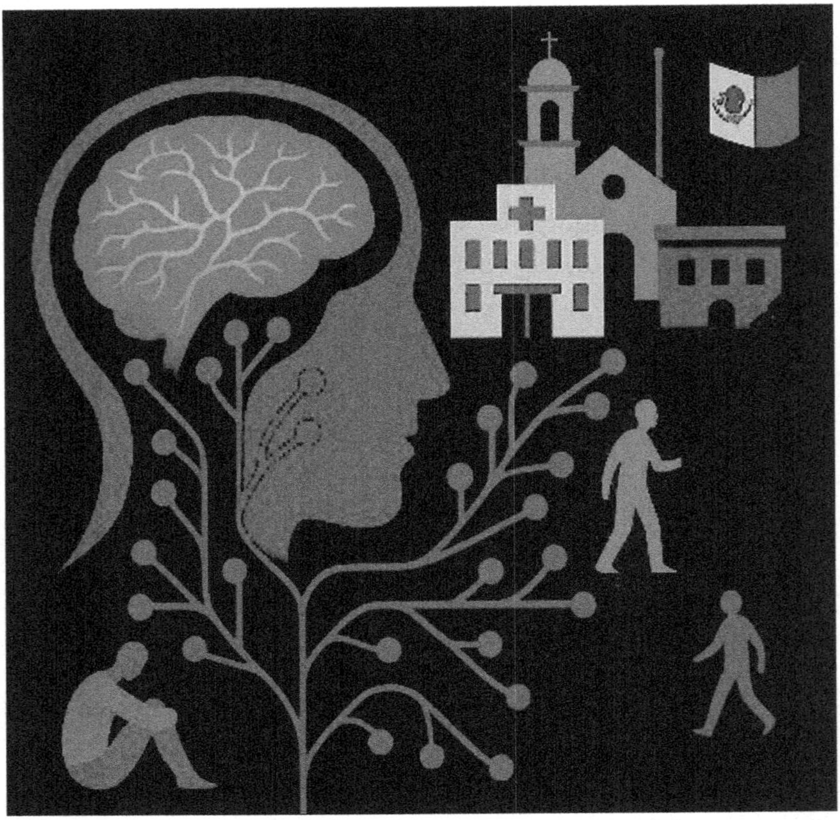

Figura 48. La red de salud mental en México une ciencia, comunidad y esperanza: un mapa vivo donde cada conexión representa una vida acompañada.

CAPÍTULO 49
España–Programas comunitarios y asociaciones de pacientes

De los muros del manicomio a la cercanía de la comunidad.

49.1 Introducción: un modelo centrado en la persona

España ha desarrollado uno de los sistemas de atención psiquiátrica más avanzados y humanistas de Europa. Desde la reforma sanitaria de los años 80, el país apostó por la **desinstitucionalización** y la creación de una red comunitaria de salud mental que sustituye el aislamiento por acompañamiento.

Hoy, la atención a la esquizofrenia se organiza entorno a tres pilares:

1- **Atención comunitaria y domiciliaria.**

2- **Equipos multidisciplinarios.**

3- **Participación activa del paciente y su familia.**

El objetivo es que la persona con esquizofrenia **viva integrada en la comunidad**, reciba tratamiento ambulatorio, y tenga acceso a programas de rehabilitación y empleo protegido.

49.2 Estructura del sistema español de salud mental

El sistema público de salud (SNS) organiza la atención psiquiátrica por **áreas sanitarias** que incluyen:

- **Centros de salud mental (CSM):** primera puerta de entrada al sistema.
- **Unidades de hospitalización breve:** para crisis agudas.
- **Hospitales de día y unidades de rehabilitación:** orientados a la reinserción social.
- **Equipos de tratamiento asertivo comunitario (ETAC):** profesionales que visitan a pacientes en sus domicilios.

Este modelo multidimensional permite una atención flexible, adaptada al nivel de autonomía de cada persona.

49.3 Programas innovadores en esquizofrenia

España se ha convertido en un referente internacional por sus programas de **rehabilitación cognitiva y psicosocial**. Algunos ejemplos destacados incluyen:

- **Programa PISMA (Plan Integral de Salud Mental de Andalucía):** promueve la coordinación entre servicios médicos, educativos y sociales.
- **Programa EVI (Atención al Primer Episodio Psicótico)–Cataluña:** detecta y trata tempranamente para prevenir la cronicidad.
- **Programa de Intervención Familiar–Madrid:** capacita a familiares en manejo del estrés, comunicación y prevención de recaídas.
- **Proyecto EMPLEA–Fundación ONCE:** impulsa la inserción laboral de personas con discapacidad psíquica mediante apoyo continuo.

Todos estos programas comparten una filosofía: **el tratamiento no termina en el hospital, sino en la vida cotidiana.**

49.4 Asociaciones de pacientes y familiares

El movimiento asociativo español ha sido clave en la humanización de la psiquiatría. Entre las organizaciones más influyentes destacan:

- **FEAFES (Confederación Salud Mental España):** agrupa más de 300 asociaciones en todo el país; ofrece orientación, talleres y apoyo mutuo.
- **Fundación Mundo Bipolar:** centra sus esfuerzos en la visibilización y la lucha contra el estigma social.
- **ASAFES (Asociación Alavesa de Familiares y Personas con Enfermedad Mental):** pionera en vivienda tutelada y programas de inserción laboral.
- **AFESOL (Asociación de Familiares y Personas con Enfermedad Mental de la Costa del Sol):** modelo de referenciaen turismo social y bienestar mental.

Estas asociaciones ofrecen más que servicios: **ofrecen pertenencia.** Transforman el aislamiento en comunidad.

49.5 Cultura, inclusión y arte como terapia

España ha incorporado el arte, la literatura y el teatro como herramientas terapéuticas en el abordaje de la esquizofrenia.

Talleres de pintura, grupos de teatro social y exposiciones itinerants permiten a los pacientes expresar su mundo interior sin miedo ni juicio.

Proyectos como **"Locos por el Teatro"** o **"Arte y Salud Mental"** han demostrado que la creatividad es una forma de reintegración y autoestima.

49.6 Desafíos actuales y futuro del modelo español

Aunque el sistema español es uno de los más sólidos, enfrenta desafíos como la saturación de servicios urbanos, la escasez de recursos rurales y la necesidad de actualizar guías clínicas ante los nuevos psicofármacos.

Sin embargo, su base ética —centrada en la dignidad, la autonomía y la integración— sigue siendo un modelo ejemplar para elmundo. España demostró que la locura no se encierra: se acompaña con ciencia, cultura y humanidad (figura 49).

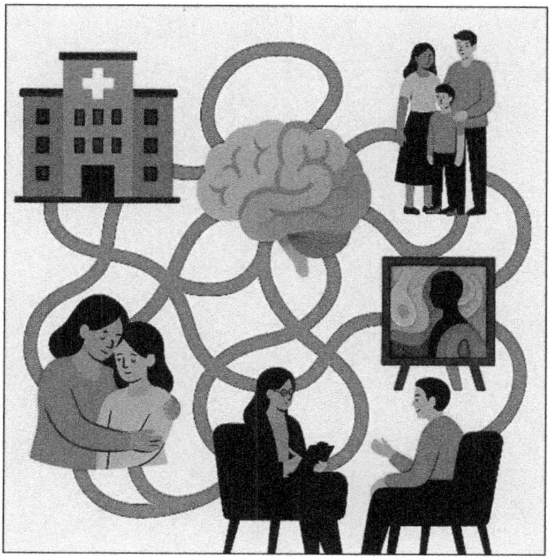

Figura 49. España convirtió la atención psiquiátrica en una red viva donde la ciencia se encuentra con la cultura y la comunidad con el corazón.

CAPÍTULO 50
Estados Unidos. Recursos bilingües, NAMI y sistemas especializados

Entre la innovación científica y la diversidad cultural.

50.1 Introducción: un sistema complejo y diverso

El sistema de salud mental en Estados Unidos es uno de los más avanzados del mundo, pero también uno de los más complejos. Cada estado tiene autonomía para organizar sus servicios, lo que genera grandes diferencias entre regiones. Sin embargo, existen instituciones, leyes y organizaciones que han transformado la atención a la esquizofrenia en un modelo de alta tecnología, investigación clínica y apoyo familiar.

En los últimos años, el enfoque se ha desplazado hacia **la atención temprana, la recuperación funcional y la inclusión social**, con un creciente énfasis en la accesibilidad para comunidades hispanas.

50.2 NAMI: un movimiento nacional de esperanza

La ***National Alliance on Mental Illness*** **(NAMI)** es la organización más influyente en Estados Unidos dedicada al apoyo de personas con enfermedades mentales y sus familias. Fundada en 1979, NAMI ofrece recursos gratuitos en inglés y español:

- Grupos de apoyo presenciales y virtuales.
- Educación sobre esquizofrenia y salud mental (programas *Family-to-Family* y *Peer-to-Peer*).
- Asesoramiento legal y de derechos civiles.
- Campañas nacionales contra el estigma y la discriminación.

Su lema, "You are not alone", refleja una filosofía profundamente humanista: **nadie debería enfrentar la esquizofrenia en aislamiento**.

50.3 Instituciones líderes en investigación y tratamiento

Estados Unidos cuenta con centros pioneros que combinan neurociencia, inteligencia artificial y psiquiatría clínica:

1- **National Institute of Mental Health (NIMH)**-Bethesda, Maryland:

- Principal agencia federal de investigación en psiquiatría y neurociencias.
- Estudios genómicos, neuroimagen avanzada y ensayos clínicos sobre esquizofrenia resistente.

2- **Johns Hopkins Hospital**-Baltimore, Maryland:

- Centro de referenciainternacionalenesquizofrenia y neuropsiquiatría.
- Programas de intervencióntemprana y neuroplasticidad.

3- **Massachusetts General Hospital (MGH)**-Boston, Massachusetts:

- Pionero en terapias combinadas (farmacológicas y cognitivas).
- Laboratorio de farmacogenómica y psiquiatría de precisión.

4- **UCLA Semel Institute for Neuroscience and Human Behavior**-Los Ángeles, California:

- Foco de innovación en esquizofrenia, TDAH y autismo.
- Estudios transculturales y programas bilingües de atención comunitaria.

50.4 Recursos bilingües y comunidades hispanas

Más de 60 millones de hispanos viven en Estados Unidos y la comunidad mexicana y latinoamericana enfrentan desafíos únicos: barreras lingüísticas, culturales y económicas. Por ello, se han desarrollado **recursos bilingües y culturalmente adaptados:**

- **NAMI en Español:** materiales educativos, línea de ayuda (1-888-628-9454) y grupos de apoyo.
- **Mental Health America (MHA) en español:** guías prácticas sobre ansiedad, depresión y psicosis.

- **SAMHSA–Behavioral Health Treatment Services Locator:** herramienta en línea para encontrar servicios en español según código postal.

- **Redes de clínicas comunitarias (Federally Qualified Health Centers):** atención psiquiátrica asequible y programas de telepsiquiatría para zonas rurales.

Estas redes ayudan a conectar ciencia y humanidad, tecnología y empatía, para que nadie quede fuera del sistema por su idioma o condición social.

50.5 Legislación y derechos civiles

La **Ley de Paridad de Salud Mental (Mental Health Parity Act, 2008)** garantizar que los seguros de salud cubran los trastornos mentales con el mismo nivel que las enfermedades médicas.

Asimismo, la **Ley de Estadounidenses con Discapacidades (ADA)** protege a las personas con esquizofrenia contra la discriminación laboral y educativa. Estos avances legales han permitido que miles de pacientes recuperen su independencia, el acceso al empleo y la dignidad social.

50.6 Tendencias futuras

Estados Unidos lidera la investigación en **psiquiatría de precisión, inteligencia artificial y terapias digitales**. Programas como **AI-Mind** o **NeurotechX** combinan algoritmos de predicción con biomarcadores personalizados.

Sin embargo, el desafío sigue siendo ético y social: garantizar que la innovación llegue también a las poblaciones vulnerables, especialmente a comunidades latinas, indígenas y migrantes.

El futuro de la salud mental no está solo en los laboratorios, sino en la equidad con que sus beneficios alcanzan a todos (figura 50).

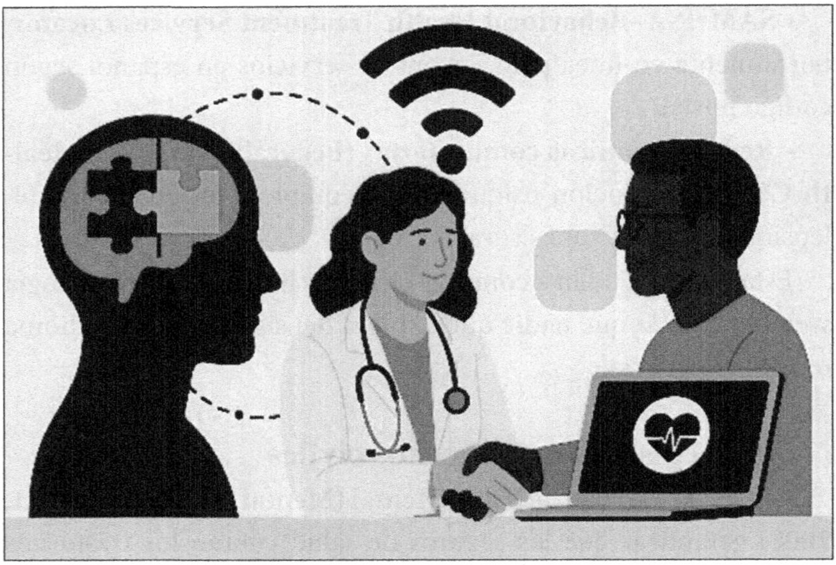

Figura 50. La tecnología, la empatía y la comunicación unen al médico y al paciente: un puente humano en la era digital.

PARTE XI
Anexos técnicos

CAPÍTULO 51
Tablas comparativas de antipsicóticos (dosis, eficacia, efectos adversos)

La ciencia del equilibrio entre eficacia y tolerabilidad.

51.1 Introducción

El tratamiento farmacológico de la esquizofrenia ha evolucionado profundamente en las últimas décadas. Desde los antipsicóticos típicos de mediados del siglo xx hasta los modernos agents multimodales, el objetivo terapéutico ha sido constante: **reducir los síntomas psicóticos preservando la calidad de vida**.

Este capítulo presenta una síntesis comparativa de los principales antipsicóticos, sus mecanismos de acción, dosis habituales y efectos secundarios, con un enfoque clínico orientado a la práctica diaria.

51.2 Clasificación general

Los antipsicóticos se dividen en dos grandes grupos:

1. **Antipsicóticos típicos (de primera generación)**
   - Ejemplo: haloperidol, flufenazina, perfenazina.
   - Mecanismo: bloqueo del receptor D2 dopaminérgico.
   - Ventajas: alta eficacia en síntomas positivos.
   - Desventajas: efectos extrapiramidales, rigidez, acatisia, disquinesia tardía.

2. **Antipsicóticos atípicos (de segunda generación)**
   - Ejemplo: risperidona, olanzapina, quetiapina, ziprasidona, clozapina, aripiprazol, cariprazina, lurasidona.
   - Mecanismo: modulación dopaminérgica y serotoninérgica (bloqueo D2 + antagonismo 5-HT2A).

- Ventajas: menor riesgo de síntomas motores.
- Desventajas: síndrome metabólico, aumento de peso, hiperglucemia, dislipidemia.

51.3 Tabla comparativa de antipsicóticos más usados

Fármaco	Generación	Dosis diaria habitual (mg)	Eficacia	Principales efectos adversos
Haloperidol	Típico	2–10	Alta para síntomas positivos	Rigidez, temblor, acatisia
Flufenazina	Típico	5–20	Alta	Disquinesia tardía, somnolencia
Risperidona	Atípico	2–6	Alta	Aumento de prolactina, somnolencia
Olanzapina	Atípico	10–20	Alta	Aumento de peso, hiperglucemia
Quetiapina	Atípico	300–800	Media-Alta	Sedación, hipotensión ortostática
Ziprasidona	Atípico	80–160	Media	Prolongación QT, insomnio
Clozapina	Atípico	200–600	Muy alta (resistente)	Agranulocitosis, aumento de peso
Aripiprazol	Atípico	10–30	Alta	Insomnio, inquietud
Lurasidona	Atípico	40–160	Alta	Náuseas, leve sedación
Cariprazina	Atípico	1,5–6	Alta (síntomas negativos)	Inquietud, insomnio leve

51.4 Mecanismos y perfiles terapéuticos

Cada antipsicótico presenta una **huella neuroquímica única**.

- **Clozapina:** el más eficaz para esquizofrenia resistente, modula D4 y 5-HT2A.
- **Aripiprazol y cariprazina:** agonistas parciales de D2/D3, estabilizan dopamina.
- **Lurasidona:** perfil metabólico favorable y acción procognitiva.
- **Olanzapina y quetiapina:** mayor efecto ansiolítico y sedante.

La elección debe individualizarse según el perfil clínico, las comorbilidades y la respuesta previa del paciente.

51.5 Consideraciones clínicas

- **En adultos mayores:** evitar altas dosis y antipsicóticos con efectos anticolinérgicos.
- **En pacientes con riesgo metabólico:** preferir ziprasidona o lurasidona.
- **En esquizofrenia resistente:** considerar clozapina bajo monitoreo hematológico.
- **En pacientes con ansiedad o insomnio:** preferir quetiapina o aripiprazol en dosis bajas.

El tratamiento antipsicótico no debe verse como un fin en sí mismo, sino como una herramienta para **restaurar el equilibrio neuroquímico y funcional** del individuo.

51.6 Conclusiones

El psiquiatra moderno debe combinar conocimiento farmacológico, sensibilidad clínica y juicio ético. Elegir un antipsicótico no es solo una decisión técnica, sino una forma de acompañamiento personalizado que busca **la mínima dosis efectiva con la máxima dignidad terapéutica**.

Prescribir con ciencia es comprender la sinapsis; prescribir con sabiduría es comprender al ser humano (figura 51).

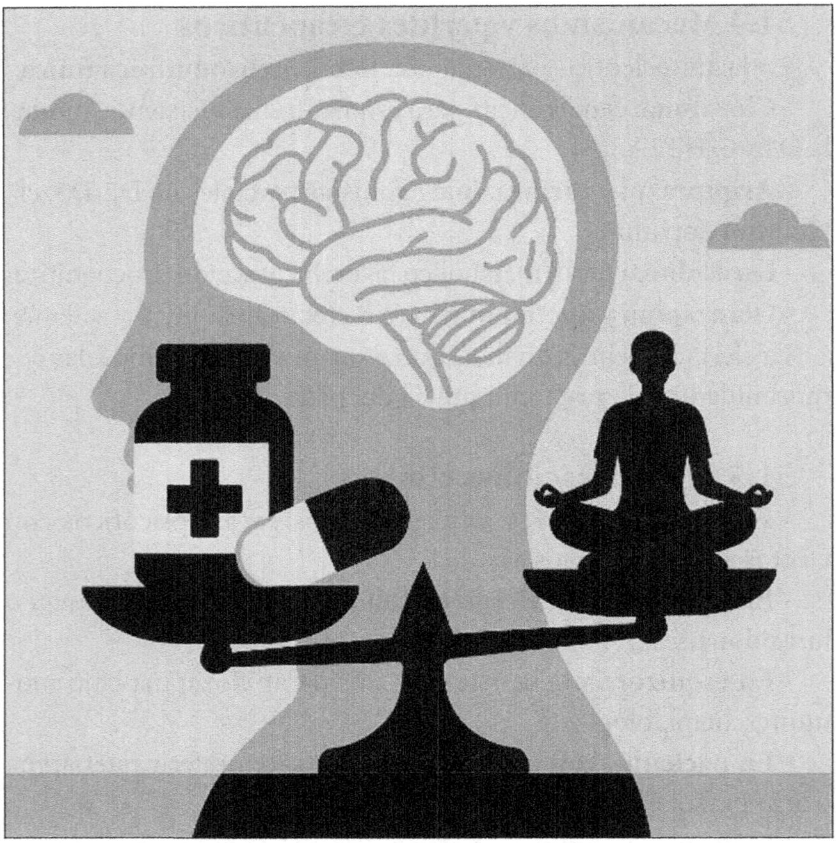

Figura 51. El equilibrio terapéutico nace cuando la ciencia y la humanidad pesan lo mismo en la balanza del tratamiento.

CAPÍTULO 52
Escalas clínicas resumidas para práctica rápida y el DNP-21 como herramienta integrativa

Medir para comprender, personalizar y humanizar la psiquiatría.

52.1 Introducción

Las escalas clínicas son los instrumentos que permiten traducir la experiencia humana del sufrimiento en datos clínicos útiles. En la esquizofrenia, medir no es solo una cuestión de números: es una forma de entender cómo los síntomas, la neuroquímica y la evolución del pacientes dialogan entre sí.

Este capítulo reúne las principales escalas internacionales para la evaluación de síntomas psicóticos y añade una herramienta contemporánea de perfil neuroquímico: el DNP-21, diseñada para integrar la dimension biológica y conductual de la esquizofrenia.

El objetivo es ofrecer al clínico un sistema de medición rápido, sensible y profundamente personalizado, que combine lo mejor de la psicometría clásica con la psiquiatría de precisión.

52.2 Escalas fundamentales de evaluación clínica

PANSS (*Positive and Negative Syndrome Scale*)

Propósito: Evaluar la severidad de síntomas positivos, negativos y generales.

Dominios principales:

- Positivos: delirios, alucinaciones, desorganización.
- Negativos: apatía, anhedonia, retraimiento social.
- Psicopatología general: ansiedad, culpa, desorganización cognitiva.

Puntuación rápida:

- 30 ítems, escala 1–7.
- Leve: <75; Moderada: 75–95; Grave: >95.

Aplicación: cada 4–6 semanas o tras ajustes farmacológicos.

BPRS (*Brief Psychiatric Rating Scale*)

Propósito: Medir la severidad global de síntomas psicóticos y afectivos.

Componentes: ansiedad, depresión, hostilidad, alucinaciones, pensamiento desorganizado.

Ventajas: rápida (10–15 min) y útil en urgencias o seguimiento ambulatorio.

Cambio clínico significativo: ≥20 % de reducción del puntaje total.

SANS y SAPS

- SANS (*Negative Symptoms*): evalúa afecto plano, abulia y anhedonia.
- SAPS (*Positive Symptoms*): evalúa delirios, alucinaciones y conducta desorganizada.

Uso combinado: ofrece una visión bidimensional del síndrome esquizofrénico.

52.3 El DNP-21: Integrando la neuroquímica con la evaluación clínica

El DNP-21 (*Dominant Neurochemical Profile-21*) representa un nuevo paradigma en la evaluación psiquiátrica moderna.

Su propósito no es reemplazar las escalas tradicionales, sino complementarlas con un enfoque neurobiológico, ayudando a identificar los perfiles dominantes de disfunción neurotransmisora que podrían estar modulando la sintomatología del paciente.

Principios del DNP-21 en esquizofrenia:

1- Evaluación multidimensional: 21 preguntas que exploran síntomas, patrones conductuales y correlatos neuroquímicos (dopamina, glutamato, serotonina, GABA, acetilcolina, noradrenalina, etc.).

2- Mapeo neurocognitivo: identifica predominio dopaminérgico (psicosisactiva), déficit glutamatérgico (síntomas negativos) o disfunción serotoninérgica (alteraciones perceptuales).

3- Perfil terapéutico: permite ajustar la farmacoterapia (antipsicóticos, moduladores glutamatérgicos, agonistas parciales) con mayor precisión.

4- Integración cultural y emocional: considera factores de estrés, historia vital y rasgos de personalidad como moduladores epigenéticos del desequilibrio neuroquímico.

Aplicación clínica:

El DNP-21 puede aplicarse junto con la PANSS o BPRS para refinar el diagnóstico funcional y anticipar respuesta terapéutica.

Su lectura combinada permite un abordaje más personalizado:

- PANSS/SANS/SAPS → *fenotipos clínico observable.*
- DNP-21 → *fenotipo neuroquímico subyacente.*

"Mientras las escalas miden lo que se ve, el DNP-21 explora lo que el cerebro calla".

52.4 Escalas globales de funcionamiento y calidad de vida

- CGI-S / CGI-I: impresión global del clínico (1–7).
- GAF: adaptación social y ocupacional (0–100).
- PSP: autonomía, relaciones, conducta y autocuidado.
- QOL: percepción subjetiva de bienestar.

Estas escalas, combinadas con el DNP-21, permiten una comprensión holística del paciente: desde su neurobiología hasta su entorno social.

52.5 Consideraciones éticas y clínicas

El uso de escalas y perfiles neuroquímicos requiere sensibilidad humana. No se trata de etiquetar, sino de reconocer patrones para personalizar la ayuda. El psiquiatra del siglo XXI debe saber interpretar tanto una cifra como una metáfora; tanto una sinapsis como una historia.

La precisión científica sin empatía es solo cálculo. La empatía sin precisión es solo compasión. La psiquiatría moderna necesita ambas (figura 52).

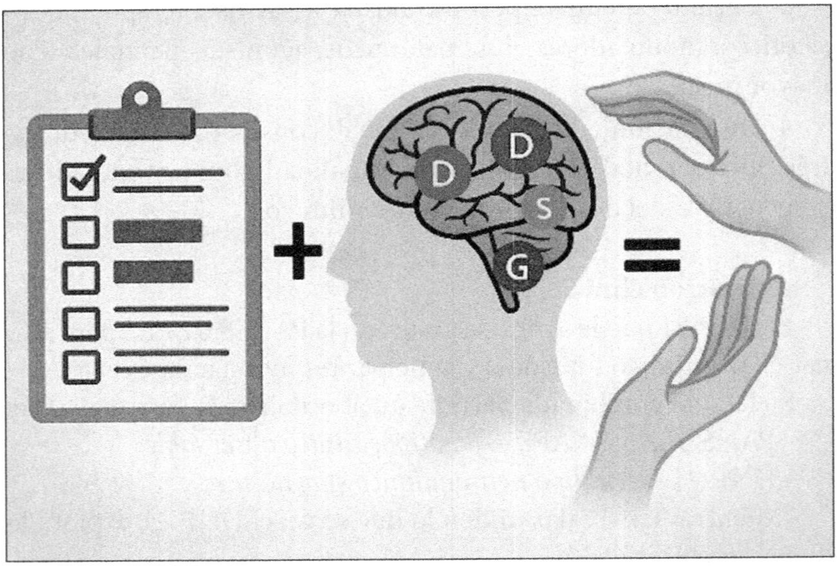

Figura 52. El equilibrio entre la ciencia y la empatía define la psiquiatría del futuro: medir con precisión, comprender con humanidad.

CAPÍTULO 53
Algoritmos visuales de decisión terapéutica

Del conocimiento a la acción clínica.

53.1 Introducción

La práctica moderna de la psiquiatría requiere estructuras claras de decisión. En la esquizofrenia cada caso representa una interacción única entre biología, historia y contexto. Los algoritmos clínicos permiten **ordenar la complejidad** sin perder la individualidad del paciente.

Este capítulo presenta modelos visuales que guían al clínico desde la primera entrevista hasta el seguimiento terapéutico, combinando la lógica médica con la sensibilidad humana.

53.2 Principios generales de la toma de decisiones

1- **Evaluar globalmente antes de intervenir:** historia clínica, síntomas, contexto social y comorbilidades.

2- **Definir la etapa clínica:** primer episodio, recaída, fase residual o esquizofrenia resistente.

3- **Identificar el perfil neuroquímico predominante con el DNP-21:** dopaminérgico, glutamatérgico, serotoninérgico o mixto.

4- **Seleccionar la estrategia farmacológica más adecuada:**

- Antipsicóticostípicos: control rápido de síntomas positivos.
- Atípicos: mejor tolerabilidad y eficacia en síntomas negativos.
- Clozapina: opción definitiva en casos resistentes.

5- **Agregar intervenciones psicosociales:** psicoeducación, terapia familiar, rehabilitación cognitiva, arte o *mindfulness*.

6- **Monitorear resultados:** escalas PANSS, CGI y perfil DNP-21 cada 4–8 semanas.

53.3 Algoritmo terapéutico base

Fase 1: Diagnóstico y perfil neuroquímico

→ Entrevista + PANSS + DNP-21

→ Identificación del ejedominante:

- Dopamina ↑ → antipsicótico dopaminérgico estabilizador.
- Glutamato ↓ → potenciador glutamatérgico o terapia cognitiva.
- Serotonina ↑/↓ → moduladores serotoninérgicos o ISRS adyuvante.

Fase 2: Selección del tratamiento inicial

→ Antipsicóticoatípico de primeralínea (risperidona, aripiprazol, lurasidona).

→ Evaluar respuesta a las 6 semanas:

- **Buena respuesta:** mantener dosis mínima efectiva.
- **Respuesta parcial:** añadir potenciador (lamotrigina, antidepresivo, terapia psicosocial).
- **Sin respuesta:** cambiar de antipsicótico o avanzar a clozapina.

Fase 3: Manejo de la esquizofrenia resistente

→ Confirmar adherencia y niveles plasmáticos.

→ Iniciar clozapina bajo monitoreo hematológico.

→ Considerar terapia electroconvulsiva o estimulación magnetic transcraneal en casos refractarios.

Fase 4: Rehabilitación e integración social

→ Integrar terapia ocupacional, grupos familiares, y seguimiento psicoeducativo.

→ Reevaluar neuroquímica con DNP-21 para ajustar plan integral.

53.4 Ejemplo práctico de decisión clínica

Un paciente joven presenta su primer brote psicótico con predominio dopaminérgico en el DNP-21.

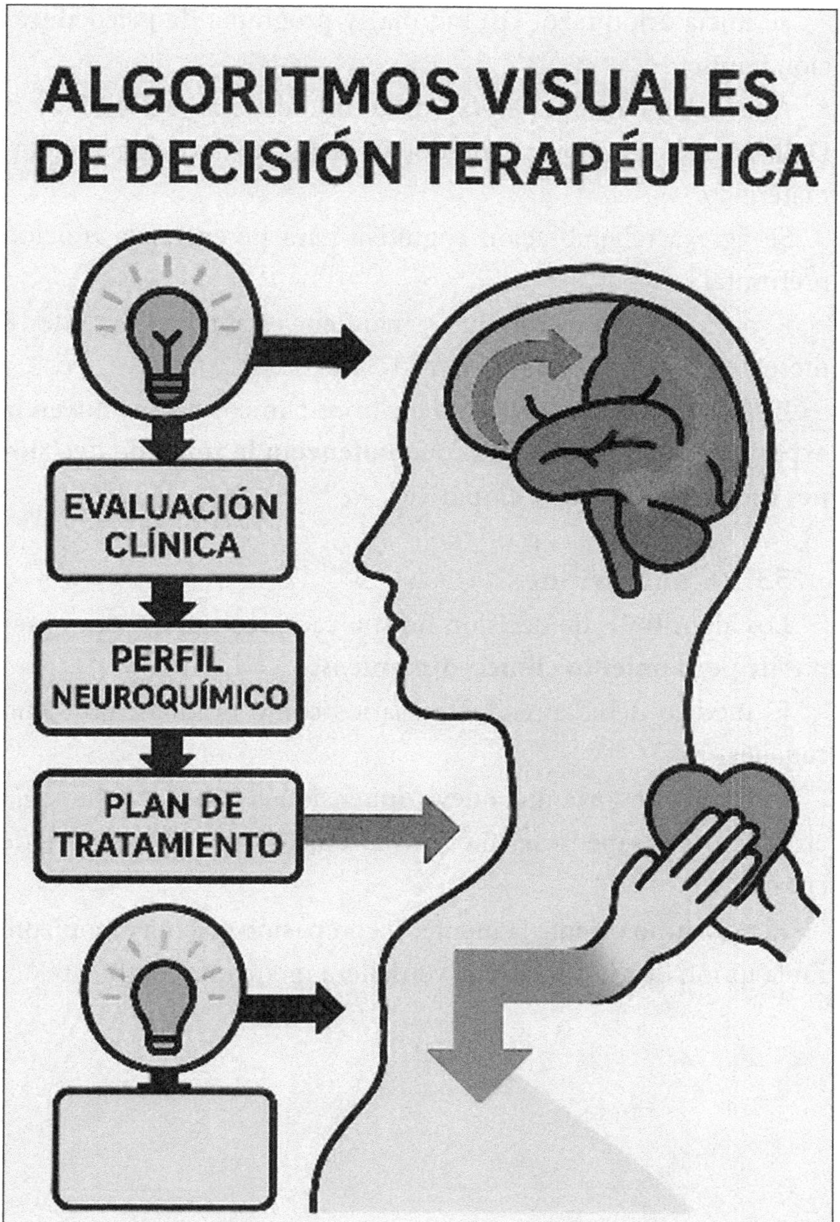

Figura 53. El arte de decidir en psiquiatría combina la lógica del cerebro con la compasión del corazón.

Se inicia aripiprazol (10 mg/día) y programa de psicoeducación familiar.

A las 6 semanas, la PANSS muestra reducción del 45 %, y el DNP-21 indica estabilización dopaminérgica y leve déficit glutamatérgico.

Se agrega rehabilitación cognitiva para potenciar la función prefrontal.

El paciente retoma estudios y mantiene estabilidad durante 18 meses.

Este caso ilustra cómo los algoritmos clínicos no sustituyen la experiencia del médico, sino que **potencian la toma de decisiones racionales, éticas y empáticas.**

53.5 Conclusiones

Los algoritmos de decisión no son caminos rígidos, sino **mapas de pensamiento clínico-dinámicos.**

El médico debe aprender a usarlos como brújulas, no como cadenas.

El DNP-21 aporta una nueva dimensión al integrar la biología en la lógica terapéutica, mientras la empatía sostiene el arte de curar.

El algoritmo orienta la mente; la compasión orienta el corazón. En la unión de ambos nace la verdadera medicina (figura 53).

CAPÍTULO 54
Glosario neuroquímico y clínico

Comprender los lenguajes del cerebro
para hablar el idioma de la mente.

54.1 Introducción

La esquizofrenia no puede entenderse sin la neuroquímica: detrás de cada pensamiento, emoción o percepción alterada se encuentra una red de neurotransmisores, receptores y circuitos neuronales interactuando en equilibrio o disfunción. Este glosario busca **traducir la complejidad molecular al lenguaje clínico**, permitiendo al lector comprender cómo los desequilibrios químicos se expresan como síntomas y cómo la farmacología moderna busca restablecer la armonía cerebral.

54.2 Neurotransmisores principales implicados en la esquizofrenia

1. **Dopamina (DA)**
   - **Función normal:** regulación de la motivación, recompensa, atención y movimiento.
   - **Alteración en esquizofrenia:** hiperactividad mesolímbica (delirios, alucinaciones) y hipoactividad mesocortical (apatía, retraimiento).
   - **Fármacos asociados:** antagonistas D2 (haloperidol, risperidona) y agonistas parciales (aripiprazol).
2. **Glutamato (Glu)**
   - **Función:** principal neurotransmisor excitador del cerebro.
   - **Disfunción:** hipoactividad del receptor NMDA → deterioro cognitivo y síntomas negativos.
   - **Terapéutica emergente:** potenciadores glutamatérgicos (lamotrigina, sarcosina, D-serina).

3. **GABA (ácido gamma-aminobutírico)**

- **Función:** neurotransmisor inhibidor clave del equilibrio cortical.
- **Alteración:** déficit de interneuronas GABAérgicas → hiperexcitabilidad neuronal y síntomas desorganizados.
- **Tratamiento experimental:** moduladores GABA tipo A y B.

4. **Serotonina (5-HT)**

- **Función:** modula percepción, impulsividad y ánimo.
- **Rol clínico:** los antagonistas 5-HT2A reducen síntomas positivos y negativos.
- **Fármacos clave:** antipsicóticos atípicos (clozapina, olanzapina).

5. **Noradrenalina (NA)**

- **Función:** atención, alerta, respuesta al estrés.
- **Disfunción:** exceso → ansiedad y agitación; déficit → lentitud cognitiva.
- **Terapia:** agonistas alfa-2 y moduladores duales dopaminérgicos-noradrenérgicos.

6. **Acetilcolina (ACh)**

- **Función:** memoria, aprendizaje y regulación motora.
- **Disfunción:** déficit colinérgico → deterioro cognitivo, alucinaciones visuales.
- **Tratamiento:** inhibidores de acetilcolinesterasa y nicotínicos experimentales.

54.3 Conceptos clínicos esenciales

- **Síntomas positivos:** experiencias que "se añaden" a la realidad (delirios, alucinaciones).
- **Síntomas negativos:** funciones que "faltan" (apatía, alogia, anhedonia).

- **Síntomas cognitivos:** dificultades en atención, memoria y funciones ejecutivas.
- **Síntomas afectivos:** ansiedad, disforia o depresión coexistentes.
- **Neuroplasticidad:** capacidad del cerebro para reorganizarse, clave en la recuperación funcional.
- **Farmacogenética:** estudio de cómo los genes influyen en la respuesta a medicamentos psiquiátricos.
- **Epigenética:** modificaciones del ADN inducidas por el ambiente, el estrés o la nutrición.

54.4 Terminología del DNP-21 aplicada a la esquizofrenia

- **Perfil dopaminérgico dominante:** hiperactividad mesolímbica → psicosisactiva.
- **Perfil glutamatérgico deficitario:** hipofunción NMDA → síntomas negativos y cognitivos.
- **Perfil serotoninérgico mixto:** distorsiones perceptuales, ansiedad y desinhibición emocional.
- **Perfil GABA-noradrenérgico:** desorganización y sobreexcitación cortical.
- **Equilibrio neuroquímico adaptativo:** meta del tratamiento integrativo del DNP-21, restaurar armonía entre circuitos límbicos, prefrontales y talámicos.

54.5 Conclusiones

El conocimiento neuroquímico no sustituye la experiencia humana, la complementa. Cada molécula tiene su historia y cada sinapsis un significado. El desafío del clínico es **traducir la biología en comprensión y la comprensión en compasión.** La mente habla en símbolos, el cerebro en impulsos eléctricos. El buen psiquiatra escucha ambos idiomas (figura 54).

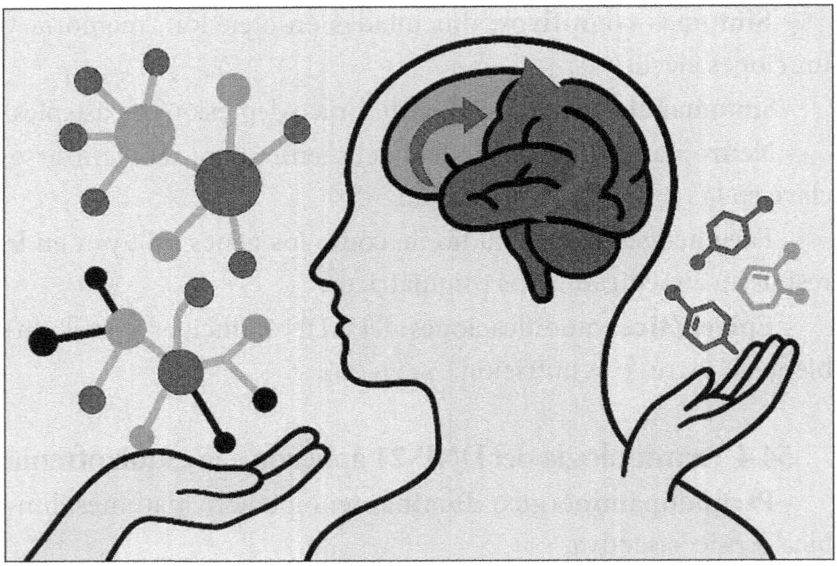

Figura 54. El equilibrio neuroquímico es la sinfonía invisible que transforma impulsos eléctricos en pensamiento, emoción y conciencia.

CAPÍTULO 55
Atlas ilustrado de la esquizofrenia

Neurocircuitos, arte y cine: los mapas visibles de una mente invisible.

55.1 Introducción

La esquizofrenia ha sido descrita tanto con microscopios como con pinceles. El neurocientífico busca en la sinapsis lo que el pintor intuye en el rostro fragmentado de un retrato cubista: la ruptura del yo y la lucha por la integración. Este atlas invita al lector a mirar la enfermedad desde dos perspectivas complementarias: **el cerebro como estructura biológica** y **la mente como territorio simbólico.**

La unión de ambas crea una cartografía del sufrimiento humano y de su posible trascendencia.

55.2 Mapa neurobiológico de la esquizofrenia

1. Circuito mesolímbico (dopaminérgico):
Asociado con la recompensa y las emociones. Su hiperactividad se vincula con delirios y alucinaciones. **Imágenes funcionales** muestran mayor actividad en el núcleo accumbens y el área tegmental ventral durante episodios psicóticos.

2. Circuito mesocortical (prefrontal):
Encargado de la planificación, juicio y control cognitivo. La hipoactividad en la corteza dorsolateral prefrontal explica la dificultad para organizar el pensamiento y la pérdida de la capacidad ejecutiva.

3. Circuitos talamocorticales:
Puentes sensoriales entre realidad y percepción. Su disfunción crea "ruido" perceptual, donde las señales internas se confunden con las externas.

4. Conectividad y redes cerebrales:

La esquizofrenia no afecta un area aislada, sino **una desconexión global** entre redes límbicas, frontales y temporales.

Estudios de conectómica revelan alteraciones en el *salience network* y el *default mode network*, bases del yo narrativo.

55.3 La mente como obra de arte

Muchos artistas, antes de ser diagnosticados, transformaron su experiencia psicótica en arte. El arte no solo refleja la enfermedad; a menudo **la sublima**.

- **Vincent van Gogh:** sus distorsiones visuales traducen tormentas perceptuales.
- **Louis Wain:** sus gatos geométricos anticipan la desintegración psicótica.
- **Yayoi Kusama:** sus patrones infinitos expresan la fusión entre obsesión, delirio y belleza.

La esquizofrenia no destruye la creatividad; la reorganiza bajo otras leyes. En su desorden se esconden formas nuevas de percepción.

55.4 La esquizofrenia en el cine

El séptimo arte ha servido como espejo de la mente dividida.

Algunas películas, con rigor y sensibilidad, han retratado tanto el sufrimiento como la genialidad que la acompañan:

- *A Beautiful Mind* (2001): la lucha del matemático John Nash por separar realidad de alucinación.
- *The Soloist* (2009): el vínculo entre música, trauma y redención en un esquizofrénico sin hogar.
- *Clean, Shaven* (1993): la subjetividad distorsionada desde la mirada del paciente.

El cine logra lo que la neuroimagen intenta: **hacer visible lo invisible.**

55.5 El DNP-21 como mapa de integración

El *Dominant Neurochemical Profile (DNP-21)* puede entenderse como un atlas funcional de la mente. Cada perfil neuroquímico —dopaminérgico, glutamatérgico, serotoninérgico— representa un "territorio" dentro del mapa cerebral. El DNP-21 no diagnostica arte ni creatividad, pero **revela los caminos posibles hacia la estabilidad emocional.** Su uso clínico transforma la esquizofrenia en un fenómeno más comprensible, menos mítico y más tratable.

55.6 Reflexión final: entre neuronas y símbolos

La mente esquizofrénica no es un error biológico, sino una **variación extrema de la condición humana**. El arte y la ciencia, cuando se abrazan, dejan de juzgar para comenzar a comprender. El atlas de la esquizofrenia no es solo anatómico: es emocional, espiritual y simbólico. Mientras la ciencia mide, el arte **significa**.

Y en esa convergencia nace una medicina verdaderamente humana. Allí donde la sinapsis se interrumpe, el arte continúa la conversación (figura 55).

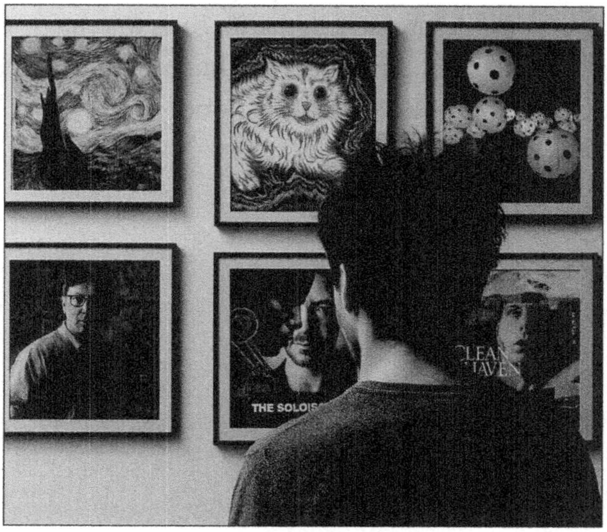

Figura 55. Ante el arte que nació del delirio, el espectador se reconoce: los cuadros reflejan no solo la enfermedad, sino la condición humana que busca sentido en el caos.

La mente dividida y el alma que busca unidad. La esquizofrenia, más que un diagnóstico, es una metáfora del siglo XXI: una humanidad hiperconectada y, sin embargo, fragmentada en su interior. Cada sinapsis interrumpida nos habla de nuestras propias rupturas, y cada intento de reintegración —sea a través del arte, la psicoterapia o la fe— recuerda que el cerebro y el alma son, en esencia, sistemas de reparación.

El libro que el lector termina hoy es, en realidad, un puente entre dos lenguajes: el lenguaje de la **neurobiología**, que mide y analiza, y el lenguaje de la **experiencia humana**, que siente y transforma. Solo en la intersección entre ambos surge la verdadera medicina: aquella que no se limita a suprimir síntomas, sino que **acompaña el sufrimiento hasta convertirlo en conocimiento**.

El futuro de la psiquiatría será interdisciplinario o no será. El clínico deberá dialogar con el artista, el neurocientífico con el filósofo, el terapeuta con el paciente.

La esquizofrenia, comprendida en su totalidad, deja de ser solo una enfermedad para convertirse en un espejo donde la especie humana puede verse a sí misma y preguntarse:¿qué significa estar cuerdo en un mundo que se fragmenta cada día más?

El cerebro busca equilibrio; el alma busca sentido. Cuando ambos se encuentran, comienza la curación.

CAPÍTULO 56
El modelo DNP-21 aplicado a la esquizofrenia

56.1 ¿Qué es el modelo DNP-21?

El modelo DNP-21 (dominio neuroquímico predominante del siglo XXI) surge en la práctica clínica, a partir de la observación de cientos de pacientes que no respondían a tratamientos estándares. Sobre la base de esos casos, se identificaron patrones recurrentes entre síntomas y perfiles neuroquímicos, lo que permitió diseñar un instrumento inicial capaz de mapear disfunciones de manera sistemática.

Ese primer instrumento dio origen al U-DNP-21 (Universal DNP-21), una herramienta que evalúa de forma general todos los sistemas neuroquímicos implicados (DA, 5-HT, NE, GABA, glutamato, ACh) y orienta hacia el perfil predominante de cada paciente. A partir de sus resultados, el clínico puede aplicar uno de los seis instrumentos específicos del modelo.

El modelo DNP-21 fue concebido y desarrollado por el Dr. Alexis Gómez González, psiquiatra clínico con formación en neurociencias y psicofarmacología avanzada (Cuba y México). La propuesta se nutre de años de práctica médica, docencia y seguimiento longitudinal de miles de pacientes. El especialista combinó evidencia científica con observación empática y criterio clínico, tal y como se detalla en la página web www.dnp21.com

Junto al Dr. Alexis Gómez González han contribuido al desarrollo del modelo:

- Psicólogos clínicos especializados en evaluación sintomatológica.

- Neuropsicólogos que colaboraron en el diseño de secciones cognitivas del instrumento.
- Investigadores en neuroimagen y farmacodinamia.
- Pacientes voluntarios, quienes aportaron su experiencia, validación y perspectiva vivencial.

56.2 Instrumento E-DNP-21-esquizofrenia

La esquizofrenia es un trastorno neuropsiquiátrico complejo caracterizado por una combinación de síntomas positivos (alucinaciones, delirios), negativos (aplanamiento afectivo, anhedonia) y deterioro cognitivo. El modelo E-DNP-21 busca identificar cuál es el **dominio neuroquímico predominante** en cada paciente para guiar un tratamiento más preciso y personalizado.

A través del cuestionario E-DNP-21, se evalúan cuatro sistemas neuroquímicos fundamentales:

- Dopamina (DA)
- Glutamato (GLU)
- GABA (ácido gamma-aminobutírico)
- Acetilcolina (ACh)

56.2.1 Sistemas neuroquímicos evaluados

- **Dopamina (DA):** La hiperactividad dopaminérgica en la vía mesolímbica se asocia con los síntomas positivos (alucinaciones, delirios), mientras que la hipoactividad en la vía mesocortical puede contribuir al deterioro cognitivo.
- **Glutamato (GLU):** Una función reducida en los receptores NMDA se ha vinculado a síntomas negativos, despersonalización y déficit cognitivo profundo.
- **GABA:** El déficit inhibitorio gabaérgico puede producir desorganización del pensamiento, fallas en la atención y problemas sensoriales.
- **Acetilcolina (ACh):** La disfunción del sistema colinérgico (especialmente nicotínico) afecta la memoria, la atención y el procesamiento cognitivo; es relevante en esquizofrenia resistente.

56.2.2 Estructura del cuestionario E-DNP-21

El instrumento está compuesto por **21 ítems**, distribuidos en 4 dominios neuroquímicos, con un ítem global final. Cada ítem se puntúa de 0 a 3 según esta escala:

0 = Nunca.

1 = A veces.

2 = Frecuentemente.

3 = Casi siempre.

- **Ítems 1–5:** dopamina.
- **Ítems 6–10:** glutamato.
- **Ítems 11–15:** GABA.
- **Ítems 16–20:** acetilcolina.
- **Ítem 21:** síntoma global de desconexión.

56.2.3 Ítems del cuestionario E-DNP-21

Dominio dopamina (1–5)

1- Escucho voces o sonidos que otros no oyen.

2- Siento que las personas me observan o conspiran contra mí.

3-Tengo pensamientos extraños que no puedo controlar.

4- Creo que tengo una misión especial o identidad única.

5- Tengo episodios repentinos de miedo o confusión sin causa clara.

Dominio glutamato (6–10)

6. Me cuesta expresar emociones.
7. Me siento emocionalmente plano o desconectado.
8. No tengo motivación para actividades cotidianas.
9. Me siento distante de la realidad.
10. Tengo dificultad para experimentar placer.

Dominio GABA (11–15)

11. Me cuesta filtrar ruidos o estímulos externos.
12. Mis pensamientos saltan desordenadamente.

13. Me cuesta concentrarme.
14. Me siento abrumado por los estímulos.
15. Mis pensamientos son rápidos o fragmentados.

Dominio acetilcolina (16–20)

16. Olvido cosas justo después de aprenderlas.
17. Me siento mentalmente lento o confundido.
18. Me distraigo fácilmente con detalles irrelevantes.
19. Me cuesta seguir conversaciones.
20. Pierdo el hilo de lo que estoy haciendo.

Ítem 21-síntoma global

21. Me siento desconectado de mis pensamientos, entorno o identidad.

56.2.4 Interpretación y resultados

Cada dominio suma un máximo de **15 puntos**. El dominio con la puntuación más alta sugiere el sistema neuroquímico más alterado.

- **0–7:** Baja disfunción.
- **8–10:** Moderada disfunción.
- **11–15:** Alta disfunción.

Esta información permite personalizar el tratamiento, priorizando el sistema afectado con intervenciones farmacológicas o neuroterapéuticas específicas.

Ejemplo clínico

Paciente: Hombre de 32 años, diagnóstico reciente de esquizofrenia.

Puntuaciones:

- Dopamina: 13
- Glutamato: 10
- GABA: 7
- Acetilcolina: 6

Interpretación: Dominio predominante: **dopamina (DA)**
Tratamiento propuesto:
- Antipsicótico atípico con afinidad D2 (p. ej. aripiprazol, risperidona).
- Intervenciones complementarias: terapias cognitivas y soporte. gabaérgico (p. ej. lamotrigina si hay síntomas afectivos o ansiedad comórbida).

56.2.5 Recomendaciones de tratamiento basadas en el perfil neuroquímico dominante

El instrumento **E-DNP-21** permite evaluar los síntomas principales de la esquizofrenia y correlacionarlos con disfunciones específicas en tres sistemas neuroquímicos clave: **dopamina, glutamato** y **GABA**. Esto facilita un enfoque terapéutico más preciso y personalizado.

1. Perfil dopaminérgico (dopamina alta o irregular)

Síntomas predominantes:
- Ideas delirantes.
- Alucinaciones auditivas o visuales.
- Pensamiento desorganizado.
- Conducta paranoide.

Tratamientos recomendados:

Antipsicóticos típicos y atípicos:
- *Risperidona, olanzapina, quetiapina:* bloquean receptores D2 y mejoran síntomas positivos.
- *Aripiprazol:* agonista parcial D2, menos riesgo de efectos extrapiramidales.
- *Clozapina:* indicado en esquizofrenia resistente, especialmente si hay agresividad o suicidio.

Recomendaciones adicionales:
- Evitar sustancias dopaminérgicas (cocaína, anfetaminas).
- Psicoeducación sobre síntomas y adherencia al tratamiento.

2. Perfil glutamatérgico (hiperactividad glutamatérgica/excitotoxicidad)

Síntomas predominantes:

- Desorganización del pensamiento.
- Alucinaciones no controladas por antipsicóticos típicos.
- Comportamiento agitado.
- Hipersensibilidad a estímulos.

Tratamientos sugeridos:

- *Lamotrigina* (*off-label*): modula liberación de glutamato.
- *Memantina* (uso experimental): bloqueador de receptores NMDA.
- *Glicina, D-serina:* potenciales coagonistas NMDA en investigación.

Apoyos no farmacológicos:

- Terapia ocupacional estructurada.
- Reducción de estímulos ambientales.

3. Perfil GABAérgico (déficit inhibitorio GABA)

Síntomas predominantes:

- Ansiedad psicótica.
- Irritabilidad extrema.
- Insomnio persistente.
- Desinhibición conductual.

Tratamientos recomendados:

- *Benzodiacepinas de acción corta (uso breve):* lorazepam para agitación aguda.
- *Antiepilépticos:* valproato o gabapentina en casos con labilidad emocional.
- *Estimulación GABA natural:* meditación, *neurofeedback*, magnesio.

Advertencia: El uso prolongado de benzodiacepinas puede empeorar la cognición o generar dependencia.

Plan de acción clínico basado en el E-DNP-21

1- Aplicar el instrumento E-DNP-21 y analizar el perfil dominante.

2- Correlacionar clínicamente con historia, curso de enfermedad y evaluación psiquiátrica.

3- Iniciar tratamiento específico según neurotransmisor predominante.

4- Complementar con psicoterapia estructurada (TCC, rehabilitación psicosocial).

5- Evaluar cada 4–6 semanas con escalas como PANSS o BPRS.

6- Incluir intervención familiar, tratamiento comunitario y seguimiento integral.

56.3 E-DNP-21-Cuestionario de perfil neuroquímico en la esquizofrenia

Instrucciones:

Lea cada afirmación y marque con una **X** la opción que mejor describa con qué frecuencia ha experimentado esa situación en los últimos 14 días.

Escala:

0 = Nunca

1 = A veces

2 = Frecuentemente

3 = Casi siempre

Afirmación	Nunca	A veces	Frecuentemente	Casi siempre
1. Escucho voces o sonidos que otros no oyen.	☐	☐	☐	☐
2. Siento que las personas me observan o conspiran contra mí.	☐	☐	☐	☐

3. Tengo pensamientos extraños que no puedo controlar.	☐	☐	☐	☐
4. Creo que tengo una misión especial o una identidad única.	☐	☐	☐	☐
5. Tengo episodios repentinos de miedo o confusión sin causa clara.	☐	☐	☐	☐
6. Me cuesta expresar mis emociones.	☐	☐	☐	☐
7. Me siento emocionalmente plano(a) o desconectado(a).	☐	☐	☐	☐
8. Me falta motivación para las actividades diarias.	☐	☐	☐	☐
9. Me siento distante de la realidad.	☐	☐	☐	☐
10. Tengo dificultad para sentir placer.	☐	☐	☐	☐
11. Me cuesta filtrar ruidos o distracciones del entorno.	☐	☐	☐	☐
12. Mis pensamientos saltan rápidamente entre temas.	☐	☐	☐	☐
13. Me cuesta concentrarme o enfocarme.	☐	☐	☐	☐
14. Me siento abrumado(a) por los estímulos o la información.	☐	☐	☐	☐
15. Mis pensamientos son rápidos o fragmentados.	☐	☐	☐	☐
16. Olvido cosas poco después de aprenderlas.	☐	☐	☐	☐

17. Me siento mentalmente lento(a) o con niebla mental.	☐	☐	☐	☐
18. Me distraigo fácilmente con detalles irrelevantes.	☐	☐	☐	☐
19. Me cuesta seguir conversaciones.	☐	☐	☐	☐
20. Pierdo el hilo de lo que estoy haciendo a mitad de una tarea.	☐	☐	☐	☐
21. Me siento desconectado(a) de mis pensamientos, mi entorno o mi identidad.	☐	☐	☐	☐

Clave de interpretación:

Agrupe los ítems en los siguientes dominios neuroquímicos:

- Dopamina: ítems 1–5–total: ____________________
- Glutamato: ítems 6–10–total: ____________________
- GABA: ítems 11–15–total: ____________________
- Acetilcolina: Ítems 16–20–total: ____________________
- Ítem 21: Indicador Global de Desconexión–total: __________

Interpretación de puntajes por dominio:

0–7: disfunción leve.

8–10: disfunción moderada.

11–15: disfunción severa.

El dominio con mayor puntuación indica el sistema neuroquímico más afectado.

Perfil neuroquímico dominante: ____________________

Recomendaciones terapéuticas sugeridas: __________

Nombre del profesional: ____________________

Fecha: ____________________

Firma: ____________________

Apéndices

100 preguntas frecuentes en mi consulta

En la consulta del psiquiatra, cada pregunta sobre la esquizofrenia es una ventana a la mente humana. Algunas surgen del miedo, otras de la curiosidad, y muchas del amor que siente una familia que busca entender. Este capítulo no pretende dar respuestas mecánicas, sino construer puentes entre la biología, la psicología y la esperanza.

La esquizofrenia no es una sentencia, sino un desafío clínico y existencial. Afecta la capacidad de pensar con coherencia, percibir la realidad y conectar con los demás. Pero también puede revelar la resiliencia, la creatividad y la profundidad espiritual de quien la padece.

Aquí reunimos las 100 preguntas más frecuentes en la práctica psiquiátrica, con respuestas amplias, basadas en evidencia científica, experiencia clínica y una profunda empatía por el ser humano que busca sentido en medio del desorden.

I. COMPRENDIENDO LA ENFERMEDAD

1. ¿Qué es la esquizofrenia?

Es un trastorno mental grave que afecta el pensamiento, la emoción y la conducta. Provoca una dificultad para distinguir lo real de lo imaginado, lo que altera la percepción del mundo y de uno mismo. No es una "pérdida de razón", sino una alteración de los circuitos cerebrales que integran la información.

2. ¿Significa tener doble personalidad?

No. La esquizofrenia no implica múltiples identidades. Se trata de una fragmentación del pensamiento y la percepción, no de una división de personalidades, como ocurre en el trastorno disociativo.

3. ¿A qué edad comienza?

Generalmente entre los 16 y 30 años, aunque puede aparecer antes o después. Los hombres tienden a manifestarla antes, y las mujeres algo más tarde, con un curso más benigno.

4. ¿Por qué ocurre?

Por una combinación de genética, neuroquímica, factores ambientales y del desarrollo cerebral. Ninguno por sí solo la explica: el riesgo aumenta cuando coinciden predisposición genética y estrés ambiental.

5. ¿Es hereditaria?

Sí, pero no determinante. Si un padre tiene esquizofrenia, el riesgo para el hijo es del 13 %; si ambos padres la tienen, llega a 40 %, pero la mayoría de hijos no la desarrollan.

6. ¿Puede aparecer sin antecedentes familiares?

Sí. Mutaciones genéticas espontáneas o factores ambientales durante el embarazo (infecciones, hipoxia, estrés materno) pueden contribuir.

7. ¿Qué neurotransmisores están implicados?

Principalmente dopamina, glutamato, serotonina y GABA. La dopamina excesiva en ciertas áreas produce delirios y alucinaciones; el déficit de glutamato afecta la cognición.

8. ¿Qué partes del cerebro están alteradas?

Corteza prefrontal (razonamiento), temporal (lenguaje y memoria), hipocampo (contexto y emoción) y tálamo (filtrado sensorial).

9. ¿Por qué se escuchan voces?

Porque el cerebro confunde pensamientos internos con voces externas. Las areas auditivas y del lenguaje se activan sin estímulo real, lo que genera la sensación de escuchar algo ajeno.

10.¿Qué diferencia hay entre delirio y alucinación?

El delirio es una creencia falsa perofirme (por ejemplo, "me vigilan"). La alucinación es una percepción falsa (escuchar, ver o sentir algo que no existe).

II. DIAGNÓSTICO Y SÍNTOMAS

11. ¿Cómo se diagnostica la esquizofrenia?

Mediante evaluación clínica y criterios del DSM-5 o CIE-11. El diagnóstico se basa en la persistencia de síntomas psicóticos durante al menos seis meses.

12. ¿Existen pruebas de laboratorio?

No hay un análisis único, pero las neuroimágenes, estudios genéticos y neuropsicológicas ayudan a entender el funcionamiento cerebral.

13. ¿Qué son los síntomas positivos?

Son los que "añaden" algo a la experiencia: delirios, alucinaciones, pensamientos desorganizados.

14. ¿Y los negativos?

Los que "restan": apatía, falta de emoción, aislamiento, pérdida de interés.

15. ¿Qué son los síntomas cognitivos?

Problemas de memoria, atención, planificación y juicio. A menudo son losmásdiscapacitantes.

16. ¿Cómoafectan al día a día?

El paciente puede tener dificultad para concentrarse, mantener trabajo o relaciones, o cuidar su higiene y alimentación.

17. ¿Qué es la esquizofrenia paranoide?

Forma caracterizada por delirios de persecución o grandeza, con alucinaciones auditivas frecuentes.

18. ¿Qué es la esquizofrenia desorganizada?

Predomina el pensamiento incoherente, el lenguaje caótico y la afectividad inapropiada.

19. ¿Qué es la esquizofrenia catatónica?

Una forma menos común, que provoca inmovilidad o movimientos repetitivos.

20. ¿Qué es la esquizofrenia residual?

Es en la que, luego de brotes agudos, persisten síntomas leves como apatía y retraimiento.

III. TRATAMIENTO MÉDICO

21. ¿Tiene cura?

No se habla de cura, sino de control y recuperación funcional. Muchos pacientes alcanzan estabilidad y vida plena con tratamiento adecuado.

22. ¿Qué medicamentos se usan?

Antipsicóticos típicos (haloperidol, flufenazina) y atípicos (risperidona, quetiapina, clozapina).

23. ¿Cómo actúan?

Bloquean receptores dopaminérgicos y serotoninérgicos, lo que restaura el equilibrio neuroquímico.

24. ¿Cuánto tarda en mejorar el paciente?

Las alucinaciones suelen ceder en 2-6 semanas; la recuperación cognitiva y emocional puede tardar meses.

25. ¿Qué efectos secundarios existen?

Aumento de peso, somnolencia, rigidez, sequedad bucal o movimientos involuntarios.

26. ¿Cómo se manejan los efectos adversos?

Ajustando dosis, cambiando el fármaco o combinando con medicación correctora.

27. ¿Qué es la clozapina?

El antipsicótico más eficaz para casos resistentes. Requiere control de globules blancos por riesgo hematológico.

28. ¿Existen inyectables de larga duración?

Sí, como risperidona, aripiprazol o paliperidona mensual o trimestral. Mejoran la adherencia y reducen recaídas.

29. ¿Qué pasa si el paciente deja el tratamiento?

Aumenta el riesgo de recaída en un 70 %. Muchas hospitalizaciones se deben a la suspensión de los medicamentos.

30. ¿Se pueden usar vitaminas o suplementos?

El omega-3, la vitamina D y antioxidantes pueden complementar, pero nunca reemplazar el tratamiento médico.

IV. VIDA COTIDIANA Y AUTOCUIDADO

31. ¿Pueden trabajar?

Sí. Con control médico, adaptaciones y supervisión, muchos retoman actividades laborales.

32. ¿Pueden estudiar?

Sí. Los programas de reintegración educativa mejoran la autoestima y las habilidades cognitivas.

33. ¿Pueden tener pareja?

Sí. Las relaciones saludables ayudan al equilibrio emocional, aunque requieren comunicación abierta.

34. ¿Pueden tener hijos?

Sí, con planificación. Algunos medicamentos requieren ajustes durante el embarazo o la lactancia.

35. ¿Qué hábitos mejoran la evolución del paciente?

Dormir bien, evitar el alcohol y las drogas, hacer ejercicio y mantener rutinas estructuradas.

36. ¿El estrés provoca recaídas?

Sí. El estrés crónico altera la dopamina y el cortisol, lo que facilita los brotes.

37. ¿Qué es la psicoeducación?

Aprender sobre la enfermedad para reconocer señales tempranas y prevenir recaídas.

38. ¿Cómo puede ayudar la familia?

Con empatía, creando límites claros y comunicación calmada. Evitar confrontaciones y críticas.

39. ¿Qué señales indican una recaída?

El insomnio, la irritabilidad, el aislamiento, el lenguaje extraño o la desconfianza excesiva.

40. ¿Qué hacer ante un brote psicótico?

No discutir el contenido del delirio, hablar con calma, asegurar un entorno seguro y buscar ayuda médica urgente.

V. REHABILITACIÓN Y PSICOTERAPIA

41. ¿Qué es la rehabilitación psicosocial?

Un proceso que combina entrenamiento cognitivo, habilidades sociales y reintegración laboral.

42. ¿Sirve la psicoterapia?

Sí. La terapia cognitivo-conductual ayuda a manejar las alucinaciones y mejorar el *insight*.

43. ¿Qué es la terapia familiar?

Un espacio donde los familiares aprenden estrategias de comunicación y afrontamiento.

44. ¿Qué es el *mindfulness*?

Técnica de atención plena que ayuda a reducir la ansiedad y mejorar la autorregulación.

45. ¿Qué es la arteterapia?

Expresión creativa que canaliza emociones y fortalece la identidad.

46. ¿Qué es la musicoterapia?

Uso terapéutico del ritmo y la melodía para calmar y organizar la mente.

47. ¿Qué papel desempeña la espiritualidad?

Cuando no se mezcla con delirios, puede ser fuente de resiliencia.

48. ¿Qué papel tiene la terapia ocupacional?

Favorece la autonomía, la estructura y el sentido de propósito.

49. ¿Pueden beneficiarse del aikido médico?

Sí. Los ejercicios somáticos ayudan a reconectar el cuerpo y la mente, lo que disminuye la ansiedad y la tensión interna.

50. ¿Qué significa "recuperación"?

No es la ausencia de síntomas, sino la capacidad de vivir con sentido, conexión y dignidad.

VI. CIENCIA MODERNA Y FUTURO

51. ¿Qué es la psiquiatría de precisión?

Un enfoque que adapta tratamientos según el perfil genético, neuroquímico y ambiental del paciente.

52. ¿Qué es la farmacogenética?

Es el estudio de cómo los genes de una persona influyen en la respuesta a los medicamentos.

53. ¿Qué es el DNP-21?

Una herramienta para identificar el perfil neuroquímico dominante y guiar tratamientos personalizados.

54. ¿Qué significa perfil dopaminérgico?

Es cuando predominan delirios, alucinaciones y conductas impulsivas.

55. ¿Qué significa perfil glutamatérgico?

El cuando prevalecen síntomas negativos y déficits cognitivos.

56. ¿Qué significa perfil serotoninérgico?

Se asocia con ansiedad, disforia y distorsión perceptual.

57. ¿Qué es la neuroplasticidad?

La capacidad del cerebro para reorganizarse, formar nuevas conexiones y adaptarse.

58. ¿Se puede estimular la neuroplasticidad?

Sí, con aprendizaje, terapia, arte, ejercicio y relaciones significativas.

59. ¿Qué papel juega la inflamación?

Los procesos inflamatorios y el estrés oxidativo pueden alterar neurotransmisores y la sinapsis.

60. ¿Qué papel tiene el intestino?

El microbioma intestinal regula serotonina y dopamina, lo que influye en la mente.

VII. MITOS Y REALIDADES

61. ¿Las personas con esquizofrenia son peligrosas?

No. La mayoría no lo son. El riesgo de violencia es bajo y se asocia más a consumo de drogas.

62. ¿Tienen menor inteligencia?

No. Muchos tienen inteligencia normal o superior a la media.

63. ¿Pueden amar?

Sí. La capacidad de amar no desaparece; necesita estabilidad y empatía.

64. ¿La esquizofrenia es causada por los padres?

No. Esa teoría fue descartada hace décadas.

65. ¿Se cura sola?

No. Sin tratamiento tiende a recaer y cronificarse.

66. ¿El tratamiento cambia la personalidad?

No. Recupera la estabilidad sin alterar la esencia del individuo.

67. ¿Las drogas provocan esquizofrenia?

Las drogas, especialmente el cannabis, pueden desencadenar psicosis en personas predispuestas.

68. ¿El arte ayuda?

Sí. El arte transforma el caos en expresión y autoconocimiento.

69. ¿Es contagiosa?

No. Es un trastorno del sistema nervioso, no una infección.

70. ¿Puede mejorar con la edad?

Sí, muchos pacientes logran estabilidad en la madurez.

VIII. VIDA EMOCIONAL Y SOCIAL

71. ¿Por qué se aíslan?

Por ansiedad, miedo o apatía. No es rechazo, es autoprotección.

72. ¿Cómo mejorar la comunicación familiar?

Escuchar sin interrumpir, evitar sarcasmos y mostrar interés genuino.

73. ¿Qué papel juega la empatía?

Fundamental: reduce el estrés del paciente y mejora la adherencia al tratamiento.

74. ¿Por qué pierden expresividad facial?

Por afecto plano, resultado de alteraciones prefrontales.

75. ¿Cómo fortalecer la autoestima?

Con terapia, actividades significativas y reconocimiento de logros.

76. ¿El humor ayuda?

Sí, cuando es empático; reduce tensión y favorece vínculos.

77. ¿Los pacientes pueden practicar deportes?

Sí, el ejercicio mejora el ánimo, el sueño y la concentración.

78. ¿Qué hacer si el paciente se vuelve agresivo?

Mantener distancia segura del paciente, no provocarlo y llamar a una línea de ayuda médica.

79. ¿Pueden viajar solos?

Sí, con estabilidad y medicación regular.

80. ¿Pueden usar tecnología?

Sí, pero con límites, pues la sobreexposición puede aumentar la ansiedad o la desconfianza.

IX. AVANCES CIENTÍFICOS Y NUEVOS HORIZONTES

81. ¿Qué es la neuromodulación?

La neuromodulación es la estimulación magnética o eléctrica no invasiva para regular circuitos cerebrales.

82. ¿Qué se investiga con psicodélicos?

Microdosis de psilocibina o ketamina se estudian en entornos controlados como moduladores glutamatérgicos.

83. ¿Qué papel juega la inteligencia artificial?

Analiza patrones de habla y conducta para predecir recaídas.

84. ¿Qué aporta la conectómica?

Permite mapear redes neuronales alteradas y diseñar terapias personalizadas.

85. ¿Qué es la inflamación neuropsiquiátrica?

Un campo emergente que estudia cómo la inmunidad y el estrés crónico afectan el cerebro.

86. ¿Qué es la terapia génica?

Futuro posible para corregir mutaciones específicas asociadas al riesgo.

87. ¿Qué papel desempeña la dopamina en el sueño?

Su exceso interrumpe los ciclos REM y agrava el insomnio.

88. ¿Qué aporta el estudio del microbioma?

Relaciona la salud intestinal con la producción de neurotransmisores.

89. ¿Qué revelan las imágenes cerebrales modernas?

Cambios en la conectividad, el grosor cortical y la activación del sistema límbico.

90. ¿Cuál es el futuro de la psiquiatría?

Una medicina personalizada que combine neurociencia, compasión y arte clínico.

X. ESPERANZA Y RECUPERACIÓN

91. ¿Es posible llevar una vida normal?

Sí. Con tratamiento y apoyo, muchas personas estudian, trabajan y forman familias.

92. ¿Qué significa "recuperación"?

Más que ausencia de síntomas, es reconquistar la autonomía, el propósito y los vínculos.

93. ¿Puede volver a recaer?

Sí, pero con educación y adherencia, el riesgo disminuye notablemente.

94. ¿Qué es el *insight*?

Conciencia de enfermedad; reconocerla es el primer paso hacia la mejoría.

95. ¿Qué significa vivir con esperanza?

Aceptar la realidad sin resignarse, mantener la fe en la recuperación.

96. ¿Cómo ve el psiquiatra al paciente?

Como una persona, no un diagnóstico. Un ser humano con historia, dolor y potencial.

97. ¿Qué deben recordar las familias?

Que la enfermedad no define al ser querido. La paciencia y el amor son terapéuticos.

98. ¿Qué deben recordar los pacientes?

Que no están solos. Hay tratamientos, comprensión y posibilidades reales de estabilidad.

99. ¿Qué deben recordar los médicos jóvenes?

Que la psiquiatría es ciencia y arte; requiere conocimiento, pero también alma.

100. ¿Qué representa la esquizofrenia en el siglo XXI?

El espejo de una humanidad fragmentada que aún busca su unidad interior: un llamado a comprender, no a temer.

COLECCIÓN *Telegalenos a gabacha quitá*

Una guía compasiva, científica y práctica para enfrentar los desafíos de la mente y el alma

La colección *Telegalenos a gabacha quitá* nació con una misión clara: **acompañar, informar y aliviar.** Cada volumen está dedicado a una condición específica de salud mental, y se convierte en una conversación íntima entre el lector y el psiquiatra. Con un lenguaje accesible pero rigurosamente científico, los libros abordan los síntomas, causas, tratamientos, mitos y posibilidades de recuperación.

Más que simples manuales, estos textos integran la perspectiva del aikido médico, un enfoque humanista y dinámico para transformar el sufrimiento emocional en fuerza interior. Además, cada libro incluye directorios actualizados de **fuentes de ayuda en México, España y Estados Unidos**, y ofrece puentes reales hacia el tratamiento y el acompañamiento comunitario.

Si este libro sobre **esquizofrenia** te resultó útil o revelador, te invitamos a descubrir los demás títulos de la colección:

Insomnio

"Dormir no es rendirse, es un acto de salud". El insomnio crónico es una epidemia silenciosa. Aquí descubrirás las causas neurobiológicas, las creencias disfuncionales que lo perpetúan y las estrategias más efectivas para recuperar el sueño, como la terapia cognitivo conductual para insomnio (CBT-I), la higiene del sueño, las técnicas corporales de relajación y alternativas farmacológicas cuando sean necesarias.

Ansiedad

"Cuando el sistema de alarma nunca se apaga". Este libro te guía por las diferentes formas de ansiedad —generalizada, de pánico, fóbica, social— y sus efectos en cuerpo y mente. Ofrece herramientas prácticas como la respiración somática, exposiciones graduadas, *mindfulness* y farmacoterapia. Con un enfoque de aikido médico aprenderás a transformar la ansiedad en energía vital canalizada y a buscar ayuda oportuna cuando el miedo se vuelve crónico.

TDAH (Trastorno por déficit de atención e hiperactividad)

"No es falta de voluntad, es un cerebro que funciona distinto". Un libro esencial para padres, adultos diagnosticados y profesionales. Presenta estudios científicos actuales, opciones farmacológicas (como metilfenidato y atomoxetina), adaptaciones escolares y terapias conductuales. Además, explora cómo canalizar la energía del TDAH hacia la creatividad, la organización compasiva y la autocomprensión a través de técnicas de aikido mental.

Demencia

"La memoria se desvanece, pero el amor permanece". Una guía cálida y científica para quienes viven con demencia y sus cuidadores. El libro aborda el alzhéimer, la demencia frontotemporal, la vascular y los cuerpos de Lewy con criterios diagnósticos, estrategias no farmacológicas, orientación legal, manejo de la conducta y contención emocional del cuidador. Desde el aikido médico se propone una forma de acompañar con respeto, dignidad y conexión profunda.

Adicción

"El vacío no se llena con sustancias, sino con sentido". Explora las bases neurobiológicas de la adicción, el ciclo de la compulsión, los factores sociales y psicológicos implicados, así como los modelos de recuperación: desde el tratamiento médico hasta enfoques de reducción de daño, grupos de 12 pasos, terapia motivacional y espiritualidad laica. El libro ofrece claves para salir del estigma y del castigo, abrazando la autocompasión y la agencia personal.

Depresión

"El cuerpo calla lo que el alma no puede expresar". Explora los mecanismos neuroquímicos, las heridas emocionales y las circunstancias sociales que pueden llevar a un estado depresivo. Este libro ofrece desde los criterios diagnósticos hasta intervenciones integradoras: farmacológicas, psicoterapéuticas, somáticas y espirituales. Incluye técnicas de regulación emocional, recursos de ayuda en tres países y un capítulo especial sobre cómo acompañar a quien sufre sin caer en el juicio ni en la desesperanza.

Trastorno bipolar

"Entre la euforia y la desesperanza, también hay equilibrio".

Este libro describe con claridad los episodios maníacos, depresivos y mixtos, los tratamientos con estabilizadores del ánimo (como litio, valproato y lamotrigina), los detonantes más frecuentes y los cambios necesarios para sostener una vida funcional. Incluye pautas para familiares, prevención de recaídas y estrategias integradoras cuerpo-mente para recuperar el centro en medio del caos emocional.

Autismo

Este libro no trata de "corregir" a un niño autista… trata de comprenderlo. Cada mente autista merece un mundo que la entienda. Es una guía cálida, clara y llena de esperanza para familias que buscan respuestas reales, profesionales que desean aprender y adultos autistas que merecen ser escuchados. Es un viaje hacia lo más hermoso del neurodesarrollo: la autenticidad. No es un manual. No es un diagnóstico. Es un abrazo.

¿Por qué elegir esta colección?

- Porque está escrita por un psiquiatra clínico con experiencia en consulta, urgencias y terapia.
- Porque se basa en estudios científicos actualizados y directrices internacionales.
- Porque posee un lenguaje comprensible, sin perder precisión científica.
- Porque incluye enfoques no farmacológicos, medicina integrativa y espiritualidad.
- Porque integra el modelo del aikido médico: anticipar, contener, transformar.
- Porque proporciona recursos de ayuda reales en tres países: México, España y Estados Unidos.
- Porque fue diseñada para pacientes, familiares y profesionales.

Explora, comprende y acompaña. *Telegalenos a gabacha quitá* es más que una colección de libros: es una comunidad de conocimiento, compasión y posibilidad.

Made in the USA
Monee, IL
04 November 2026

67375745R00184